TRACHÉOTOMIE

ET

LARYNGOTOMIE EXPÉDITIVES

AVEC LES TRACHÉOTOMES

DU

Docteur JACOLOT

(DE LORIENT)

Médecin de 1ʳ Classe de la Marine, en retraite,
Officier de la Légion d'honneur,
Membre correspondant de la Société de Médecine de Paris.

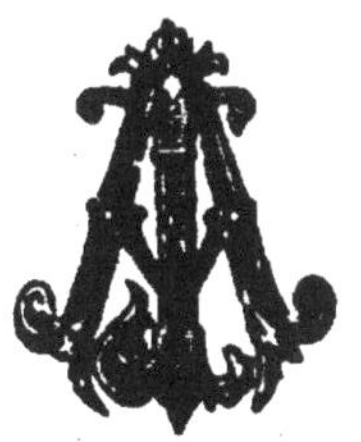

1889

TRACHÉOTOMIE

ET

LARYNGOTOMIE EXPÉDITIVES

AVEC LES TRACHÉOTOMES

DU

Docteur JACOLOT

(DE LORIENT)

Médecin de 1re Classe de la Marine, en retraite
Officier de la Légion d'honneur
Membre correspondant de la Société de Médecine de Paris

1889

TRACHÉOTOMIE

ET

LARYNGOTOMIE EXPÉDITIVES

AVEC LES TRACHÉOTOMES

Du Docteur JACOLOT (de Lorient)

Médecin de 1re Classe de la Marine, en retraite
Officier de la Légion d'honneur
Membre correspondant de la Société de Médecine de Paris

PREMIÈRE PARTIE

TRACHÉOTOME PORTE-CANULE

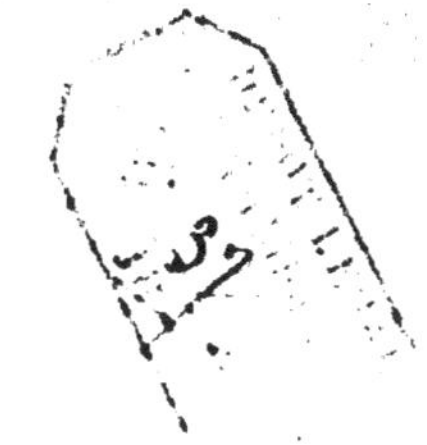

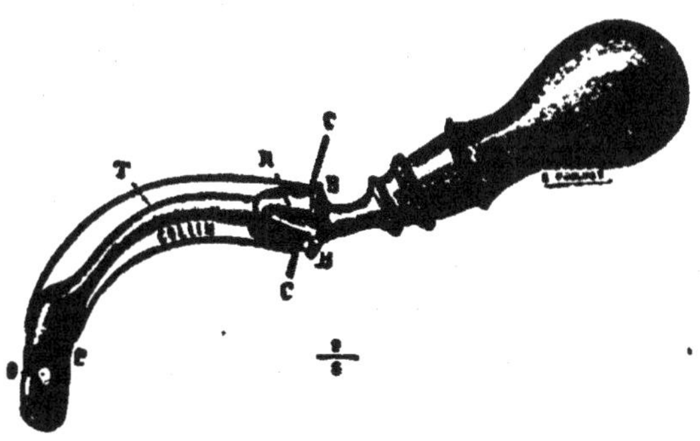

A mes Amis Médecins,

C'est à vous, mes chers amis, que je dédie cette étude écrite dans les accalmies de la longue et cruelle maladie qui, chaque jour, mine de plus en plus mes forces.

Mon travail se ressentira sans doute de mes souffrances; mais je vous connais, chers amis, vous serez indulgents pour l'auteur.

Quand vous verrez mon nom figurer à la première page de cette brochure, ce nom vous rappellera un vieux camarade, un vieil ami. Un passé déjà lointain se déroulera devant vous; vous vous rappellerez divers épisodes de notre joyeux temps d'étudiant; nos luttes dans les concours, nos campagnes de paix et de guerre, sur mer et sur terre, nos aventures de voyage, nos joies et nos peines, nos espérances et nos déceptions !

Plus je sens que l'existence m'échappe, plus je revis dans ce passé !

Si je m'adresse à vous, mes chers amis, croyez bien que ce n'est pas pour rechercher vos suffrages ou pour vous inviter à suivre ma méthode de Trachéotomie, oh ! non, cette vaine pensée ne peut venir à l'esprit d'un pauvre malade, prêt à partir pour le grand voyage d'où on ne revient plus. Si je m'adresse à vous, mes chers amis, c'est pour vous faire mes adieux, c'est pour vous offrir un dernier souvenir.

O vous qui m'avez plus particulièrement donné des preuves d'une amitié fidèle et dévouée, je ne puis vous quitter sans un profond sentiment de regrets et sans vous exprimer mes meilleurs remerciements et ma bien vive reconnaissance !

Vous, mon fidèle ami Roncière, mon ancien compagnon

d'études de médecine, qui m'avez communiqué une étincelle de votre feu sacré pour le travail ;

Vous, cher Bourgault, qui m'avez toujours témoigné votre affectueuse sympathie, dans la joie comme dans la souffrance ;

Vous, l'ami Maréchal, qui avez prodigué pendant des années, vos soins habiles et dévoués, à mon pauvre frère, pour une maladie semblable à la mienne ; vous qui avez bien voulu, le premier, adopter mon trachéotome dans votre pratique et lui donner l'appui de votre autorité incontestée d'habile chirurgien ;

Vous, mon cher Fatou, notre honorable Président de la Société de Secours mutuels des Médecins du Morbihan, et de la Société de Secours aux Blessés de la Guerre, le plus parfait modèle des médecins, l'homme du devoir avant tout, le médecin correct, zélé et consciencieux par excellence, l'ami le plus sûr et le plus dévoué, merci pour les services que vous m'avez rendus pendant mon interminable maladie ;

Et toi, cher Lucas, mon plus ancien camarade d'école de médecine navale, aujourd'hui le plus bienveillant des grands chefs, tu as trouvé le temps, malgré tes nombreuses occupations de Directeur du Service de Santé de la Marine, de venir m'apporter les consolations de ta bonne amitié ;

Vous, mes amis de Paris, Félix et Adolphe Gannal, qui n'avez cessé de me prodiguer, depuis si longtemps, vos attentions aimables et affectueuses ;

Vous tous, chers confrères, qui m'avez témoigné, pendant ma longue maladie, votre affectueuse sympathie ;

A vous tous, merci encore !

Puissiez-vous tous vivre longtemps heureux et bien portants et ne pas oublier votre vieil ami !

A. JACOLOT.

AVIS DE L'AUTEUR

Inutile, de, chercher cette Brochure, dans' le, commerce, de, la Librairie.

On ne, l'y trouvera pas,

Je, ne, l'ai fait tirer qu'à 200 exemplaires, non pour la répandre, dans' le, public médical, mais' pour avoir le, plaisir de, l'offrir à mes' Amis' Médecins.

A. JACOLOT.

PREMIÈRE PARTIE

*

Elle comprend :

1º La Description des divers Trachéotomes ;

2º La Trachéotomie expéditive au bistouri ;

3º La Description de mon Trachéotome porte-canule et les qualités que je lui attribue ;

4º Les opérations qu'on peut pratiquer avec mon Trachéotome ;

5º La critique de mon Trachéotome.

CHAPITRE Ier

TRACHÉOTOMES PORTE-CANULES

On ouvre le conduit de l'air, soit pour satisfaire à une indication urgente, (croup, œdème de la glotte, corps étranger), soit pour empêcher l'asphyxie dont un malade est menacé par une affection chronique du larynx ou une tumeur du cou.

Dans le premier cas, il faut le plus souvent agir le plus promptement possible : le danger est pressant, imminent. Dans le second on peut attendre, choisir pour ainsi dire, un moment opportun pour l'application de la canule destinée à conduire l'air aux poumons.

La première opération est une *opération d'urgence.* C'est elle que je vise dans ce travail et je me propose de démontrer que, dans le croup particulièrement, la Trachéotomie expéditive est une excellente opération simple et facile, à la condition qu'on la pratique à la partie supérieure de la trachée ; et que, de plus, cette opération est simplifiée et rendue plus expéditive encore par l'emploi d'instruments spéciaux appelés Trachéotomes porte-canules que je ferai connaître dans le cours de ce travail.

Tous les médecins sont appelés à pratiquer la Trachéotomie. C'est un devoir impérieux pour eux. Mais tous ne sont pas Chirurgiens ; aussi beaucoup hésitent, en présence d'une Trachéotomie urgente, à faire, séance tenante, une opération qui pourrait sauver la vie d'un malade expirant. Ils appellent un Chirurgien à leur aide, et pendant le temps qu'on met à le trouver, le malade a bien des chances de succomber.

Heureux ceux qui débutent dans la pratique de cette opération par des succès, ils en éprouvent une bien vive satisfaction et se sentent naturellement encouragés à opérer quand l'occasion s'en présente ! Mais tous n'ont pas la même bonne fortune. S'ils éprouvent un ou plusieurs revers, et les plus habiles Chirurgiens en éprouvent comme leurs plus modestes confrères, eh bien ! qu'ils ne se découragent pas et qu'ils se rappellent les débuts désastreux de M. Guersant, le très-habile Chirurgien des enfants, qui perdit les dix-sept premiers malades qu'il trachéotomisa à l'instigation de Trousseau, le dix-huitième guérit et l'opération fut conservée, grâce à une ténacité que n'auraient pas eue beaucoup de Chirurgiens (SAINT-GERMAIN, *Chirurgie orthopédique, page 4.)*

On peut avoir des séries de succès, comme des séries de revers.

Dès le début de ma pratique médicale (il y a déjà 37 ans !) alors que régnaient la méthode de lenteur et la Trachéotomie inférieure préconisées par le célèbre professeur Trousseau dont l'imposante autorité faisait loi, j'ai souvent pensé que si on imaginait un procédé simple, facile, rapide et aussi peu sanglant que possible pour introduire une canule dans la trachée, beaucoup de Médecins peu habitués à la Chirurgie hésiteraient moins à pratiquer la Trachéotomie d'urgence et arracheraient à une mort certaine de précieuses existences.

Cette idée n'est certes pas neuve, elle a tenté bien des Chirurgiens : Maisonneuve, Chassaignac, Anger, Sée et bien d'autres sans doute.

J'ai entrepris la même œuvre.

Il est incontestable que la Trachéotomie pratiquée d'après la méthode classique de Trousseau, est une opération hérissée de difficultés et inabordable pour des Médecins timorés ou peu habitués à la chirurgie, et surtout pour un Médecin isolé qui n'a pas la possibilité d'appeler rapidement un confrère à son aide.

Il ne faut pas croire que dans la pratique civile, surtout à la campagne, une opération comme la Trachéotomie se fasse aussi facilement que dans un hôpital. Là, en effet, on n'a pas à subir les résistances et surtout les émotions des familles, qui quelquefois se communiquent aux Médecins, quelque cuirassés qu'ils puissent être ; là on est aisément secondé par des aides intelligents et d'un sang-froid imperturbable, là aussi on a un outillage complet.

En 1861, étant alors Médecin de la Marine, au

port de Brest, je reçus l'ordre de me rendre à l'île d'Ouessant où régnait une épidémie meurtrière de fièvre scarlatine.

Cette maladie qui, de mémoire d'homme, n'avait pas paru dans l'île, eut une gravité insolite. Les vieillards comme les enfants furent atteints ; presque toutes les femmes à l'état puerpéral succombèrent. La Diphthérie vint encore aggraver la situation chez un grand nombre de malades. J'étais seul médecin dans l'île, et j'étais désolé de ne pouvoir, sans aide, entreprendre la Trachéotomie classique (la seule que je connusse à cette époque).

Peut-être eût-elle sauvé quelques enfants !

C'est dans ces tristes conditions que je conçus l'idée d'un instrument qui permît à un Médecin de faire la Trachéotomie sans l'aide d'un ou de plusieurs confrères.

Evidemment la même idée a dû venir à l'esprit de tous ceux qui se sont trouvés dans une situation analogue. Ils doivent être nombreux, car c'est malheureusement le cas le plus fréquent quand on exerce loin des villes.

Mon instrument est si simple, que tous les médecins ont pu l'inventer comme moi. Son seul mérite, si mérite il y a, est sa grande simplicité, qui ne nuit en rien à sa sûreté.

Pendant bien des années j'ai hésité à le faire connaître ; enfin, cédant aux sollicitations de plusieurs confrères à qui je montrai mon nouvel instrument. J'ai fait paraître dans la *Gazette des*

Hôpitaux (9, 16 juin et 15 juillet 1881), une note intitulée : *Trachéotomie d'urgence* avec le Trocart-Trachéotome du Docteur Jocolot.

Cette note, écrite pour un journal, était nécessairement un peu écourtée, et je n'avais pas eu le temps de faire des recherches bibliographiques.

Je n'ai pas tardé, après cette publication, à acquérir la preuve que je n'avais pas été seul à avoir eu l'idée d'un Trocart-Trachéotome ou d'un Trachéotome porte-canule. *Nil novi sub sole.*

J'avais cru, en toute sincérité, être l'inventeur d'un nouvel instrument. Mon prétendu nouvel instrument date de la fin du xviie siècle. Dans l'histoire de la Trachéotomie de Morell-Mackensie (maladies du larynx, 1882), je trouve que Sénatorius en 1596, fit usage, pour la première fois, d'un Trocart et laissa pendant trois jours une canule dans la plaie. Dekkerus de Leyden, le premier, recommanda un Trocart tranchant vers 1694. D'après M. Dubar, auteur de l'article *Trachéotomie* du dictionnaire de Jaccoud Decker de Leyde, recommande un Trocart tranchant et *invente le Trachéotome.* « Cet auteur aura, dans la suite, de nombreux « imitateurs, mais le peu de sûreté que ces instru- « ments donnent dans la pratique n'a pas permis « d'en adopter l'usage. »

M. Dubar a parfaitement raison s'il parle des Trocarts, il n'y a pas de plus dangereux instruments pour la Trachéotomie, mais peut-il adresser le même reproche aux instruments qui agissent comme un bistouri ?

De savants historiens pourront prouver que l'origine de mes Trachéotomes se perd dans la nuit des temps et remonte aux époques les plus reculées de l'histoire de la Chine et de l'Egypte, ou bien qu'ils sont simplement renouvelés des Grecs, peu m'importe, pourvu qu'ils soient reconnus bons et utiles dans la pratique.

En 1882, j'ai fait paraître chez Coccoz, 11, rue de l'Ancienne Comédie, une brochure intitulée : *Trachéotomie et Laryngotomie d'urgence avec le Trocart-Trachéotome du Docteur Jacolot*, j'avais, à tort, conservé cette désignation fausse à mon instrument parce qu'elle était connue dans le commerce des instruments de chirurgie. Mon Trachéotome n'est pas un Trocart, je ne cesse de le répéter ; aussi, à l'avenir, pour éviter toute interprétation erronée sur son fonctionnement, je l'appellerai Trachéotome porte-canule ou tout simplement Trachéotome. Un Trocart agit par *ponction*, tandis que mon instrument, terminé par une lame épaisse et tranchante, agit par *section* comme un bistouri ainsi que je l'exposerai dans mon procédé opératoire.

Comme j'en ai imaginé deux, pour les distinguer l'un de l'autre, j'appellerai le second Trachéotome à lame cachée. Il fera le sujet de la deuxième partie de ce travail.

Avant de faire connaître mes instruments je dois faire connaître ceux de mes prédécesseurs.

Les Trachéotomes sont, dit-on, nombreux et variés ; il y en a de simples et de compliqués.

Le type le plus simple est le bistouri de M. Dubar.

j'en reparlerai quand il s'agira de la Trachéotomie expéditive au bistouri. C'est un simple Trachéotome qui n'est ni dilatateur, ni conducteur, ni porteur de canule.

Viennent ensuite les Trachéotomes dilatateurs, dont les principaux, à ma connaissance, sont ceux de Maisonneuve, du Docteur Benjamin Anger (figuré dans Docteur Gillette, *Chirurgie journalière*, page 478), de M. Marc Sée (figuré dans le même ouvrage, page 459), du Docteur Cazin de Boulogne et du Docteur Bouchut.

Enfin il y a une troisième espèce, les Trachéotomes porte-canules et Trachéotomes mandrins porte-canules, qui coupent, dilatent les tissus et conduisent la canule dans la trachée. Ils dispensent par conséquent le Chirurgien du temps de la dilatation que je considère comme le plus épineux de l'opération. A ce type se rattachent les instruments de Decker, Richter, Bauchot, Jacolot (1861), Rizzoli de Bologne (1866), Voelker, de Paris (1879), Docteur Girault, Docteur Phelippeaux de Saint Savinien (1883 et 1884).

Probablement il doit y en avoir d'autres. Je voudrais les citer tous et je voudrais rendre à chacun la part qui lui revient dans l'invention des Trachéotomes destinés à rendre la Trachéotomie plus facile et plus rapide. J'exprime d'avance tous mes regrets aux confrères que j'aurais omis de citer.

§ Ier

Je devrais commencer par la description du Trachéotome de Decker de Leyde, puisqu'il est l'inventeur de ce genre d'instrument, mais, malgré mes recherches, je ne l'ai trouvé nulle part.

Trachéotome de Bauchot

(Extrait du *Dictionnaire de Médecine* en 21 volumes, 1821).

Bauchot, Chirurgien Français de la fin du XVIIIe siècle, se servit avec succès d'un instrument aplati, droit, large d'environ trois lignes, long d'un pouce, composé d'une canule en argent et d'une lame qui y est renfermée. Cette lame est assez forte et tranchante sur ses deux bords près de la pointe qui dépasse la canule. On emploie cet instrument comme un trois-quarts, et, si le sujet a beaucoup d'embonpoint, on incise la peau longitudinalement avant de l'enfoncer dans la trachée-artère.

Bauchot fixait ce canal pendant l'opération avec une lame d'acier en forme de croissant, elle servait en même temps de conducteur à son bronchotome. Bauchot enfonçait son instrument entre le troisième et le quatrième anneau.

L'hémorrhagie est moins à craindre avec le trois-quarts de Bauchot qu'avec le bistouri, parce que la canule ferme la plaie en même temps qu'elle pénètre et moins de sang tombe dans la trachée.

§ II.

Trachéotome de Richter

Richter a changé utilement la forme du Trachéotome de Bauchot, en lui donnant une légère courbure. Tous les praticiens conviennent actuellement qu'il faut toujours inciser longitudinalement la peau avant de l'employer, soit pour opérer avec plus de sûreté et moins de violence, soit pour pouvoir fixer la canule avec plus de solidité. (*Dictionnaire de Médecine*, 1821, en 21 volumes).

§ III.

Trachéotome porte-canule de Rizzoli, de Bologne

En 1870, la *Tribune Médicale* (17 avril 1870, page 345), a publié une lettre du Docteur Andréini, d'Alger. Elle est intitulée : *Contribution au traitement chirurgical de l'angine couenneuse*, procédé et instrument de M. le professeur Rizzoli, de Bologne, pour la Trachéotomie.

« La Trachéotomie, dit Rizzoli, a subi le sort de plusieurs autres opérations chirurgicales : tantôt elle a été accueillie avec une faveur excessive, tantôt rejetée ou pratiquée seulement dans les cas extrêmes. On chercha donc le moyen de la rendre simple et facile, même pour les praticiens les moins experts. »

Il cite l'instrument de Maisonneuve et déclare qu'il n'est pas sans danger, et qu'aujourd'hui il n'aurait plus le courage d'employer les procédés, dans lesquels on ouvre le conduit de l'air de dedans en dehors.

« Si, dit-il, toutes les fois qu'il faut extraire de la trachée un corps étranger qui menace la vie d'un malade, on est malheureusement forcé d'employer la méthode de l'incision, ne peut-on pas espérer de pénétrer dans le canal d'une manière différente et inoffensive, lorsqu'il s'agit simplement d'y rétablir l'accès de l'air. »

Il fit construire un trachéotome à canule. On le trouvera figuré page 346 de la *Tribune médicale*, année 1870.

La canule externe de cet instrument est percée en avant d'une très vaste échancrure. N'est-il pas à craindre que la muqueuse de la trachée ne vienne faire une sorte de hernie à travers cette échancrure et ne soit ulcérée par le passage fréquent de la canule interne, chaque fois qu'on retire cette dernière pour le nettoyage de l'instrument ?

La pointe du trocart est une sorte de dard qui sort de la canule et coupe sur ses bords ; elle est courbe et aplatie comme la canule et semblable à une lancette pour qu'on puisse la faire pénétrer facilement à travers les parties externes du cou, dans l'intérieur de la trachée. Afin d'obtenir une ponction plus rapide et plus complète, il a ajouté sur la face concave de la pointe du trocart une côte tranchante convexe et perpendiculaire qui se loge dans l'échancrure de la canule et en sort assez pour inciser l'anneau trachéal, contre lequel on l'appuie ; au moyen de ces tranchants, on produit une incision en T qui laisse passer facilement la canule.

Le trocart présente, en outre, dans la face concave un vide qui occupe sa longueur et constitue un petit aériduc, en dedans de la canule. Il en résulte qu'aussitôt qu'on a pénétré dans la cavité trachéale, l'air parcourt cette voie en faisant entendre un sifflement caractéristique, en même temps qu'une petite colonne aérienne vient frapper la paume de la main de l'opérateur. Alors on retire le trocart, et on presse sur la plaque de la canule pour la pousser en dedans, jusqu'à ce que sa partie supérieure exerce une compression suffisante pour empêcher toute hémorrhagie. On la fixe au cou, et on y place, si on veut, la canule de rechange.

Je présente cette description telle que je l'ai trouvée dans la *Tribune médicale*.

Rizzoli fait fixer le larynx par un aide. Dans mon procédé opératoire c'est l'opérateur lui-même qui se charge de ce point important de l'opération. Il introduit son instrument dans l'espace membraneux qui sépare le 3e du 4e anneau trachéal, à un centimètre et demi environ au dessous du bord supérieur du cartilage cricoïde et à travers la peau ; la côte tranchante du trocart incise l'anneau placé immédiatement au dessous. C'est trop bas et l'auteur du procédé s'est créé des difficultés pour l'introduction de son instrument.

Il a employé une fois son trachéotome sur un enfant et a fait son opération facilement.

Mon opinion sur la trachéotomie classique concorde si bien avec celle de Rizzoli que je me fais un véritable plaisir de traduire textuellement les idées de l'habile chirurgien de Bologne sur cette opération.

« Les chirurgiens les plus éminents se sont trouvés dans les situations les plus pénibles.

« De plus, les lentes incisions classiques couche par couche, les hémorrhagies, les difficultés de la dilatation et du placement de la canule, l'appareil instrumental, l'embarras fréquent de l'opérateur, la longue durée ordinaire de l'opération sur un patient, à peine âgé de quelques années, qu'on ne peut soumettre à l'action anesthésique du chloroforme, sont des éléments de scènes navrantes pour les familles. Les parents en général s'y refusent jusqu'à la dernière heure.

Dès qu'on peut affirmer et prouver qu'il s'agit d'une opération instantanée et sans danger immédiat, la scène doit changer. Elle changera, et beaucoup d'enfants condamnés à une mort certaine seront sauvés par la thérapeutique chirurgicale. »

« En modifiant les nombreux instruments abandonnés de Sanctorius, de Decker, de Richter de Bell, de Michœlis, de Perret, de Rudtorffer, de Beint et d'autres, Rizzoli est parvenu à faire construire un trachéotome à canule qui rend l'opération, a-t-on dit, aussi prompte et aussi facile qu'une saignée. »

C'est là aussi l'idéal que je poursuis.

Dès 1866, ce trachéotome est devenu d'un usage commun en Italie. Dans ce pays où le croup règne, par malheur, épidémiquement dans plusieurs régions du Nord, tous ceux qui s'en sont servis et qui s'en servent ne font que le louer et le recommander.

§ IV.

Trachéotome porte-canule du Docteur Voelker

M. le docteur Voelker (de Paris), a imaginé un Trachéotome porte-canule très ingénieux. Je le prie de vouloir bien recevoir mes meilleurs remerciements pour l'obligeance avec laquelle il m'a montré cet instrument. On le trouvera figuré dans l'*Union Médicale*, année 1879 (compte-rendu des séances des 26 février et 26 mars 1879). Je reproduis ce compte-rendu.

Le Trachéotome porte-canule, présenté à la Société médico-pratique par M. Voelker, a pour but de supprimer un des temps de l'opération de la Trachéotomie, celui de la dilatation de la trachée. L'incision de la trachée, la dilatation de ce conduit et l'introduction de la canule se faisant désormais en un seul temps, tout praticien peut pratiquer seul et sans aide la Trachéotomie des enfants et de l'adulte.

Il se compose d'une lame de bistouri en forme de bec de perroquet, tranchante par son bord droit, mousse par son bord convexe ; ce dernier, mince à l'extrémité pointue, est large à sa base, et a ainsi une forme triangulaire, de telle sorte qu'en pénétrant dans la plaie, il la dilate suffisamment pour permettre, lors de son entière pénétration dans les tissus, l'entrée de la *canule bivalve* qu'il supporte.

Cette canule se trouve fixée par un petit ressort à un manche courbe dont la convexité est en sens inverse de celle du couteau. Il suffit de presser avec l'index sur ce ressort, pour rendre à la canule sa liberté et pour permettre alors à la main, sur une simple pression, de la faire pénétrer dans la trachée, dès que l'incision a été suffisamment pratiquée.

L'instrument se tient en main, comme une plume à écrire, l'incision se fait de haut en bas, verticalement sur la trachée, et l'introduction de la canule se fait immédiatement à l'aide de la main gauche, tandis que la main droite retire le bistouri qu'elle n'a pas quitté.

Immédiatement après on introduit dans la canule bivalve, la canule ordinaire cylindrique, qui écarte les lèvres de la canule bivalve, que maintient la main gauche et qui termine ainsi cette opération. Le tout ne dure pas plus de deux ou trois secondes.

Avant de se servir de ce Trachéotome on a préalablement incisé la peau et les couches sous-jacentes jusqu'à la trachée avec un bistouri ordinaire. Le Trachéotome porte-canule ne doit être employé de préférence qu'à ce moment, bien qu'il puisse, à la rigueur, servir entièrement à terminer, à lui seul, la Trachéotomie.

M. le docteur Archambault craint que la canule présentée à la Société ne soit trop volumineuse et ne puisse rester longtemps en place sans produire l'ulcération de la trachée. Il serait, dit-il, du reste facile de remédier à ce défaut, ainsi que de modifier d'autres détails.

Ce Trachéotome est construit de telle façon qu'on peut lui adapter un jeu complet de canules bivalves de grandeurs diverses, en proportion avec l'âge ou la taille du sujet à opérer.

M. Girault, à son tour, montre à la Société un Trocart porte-canule qu'il a imaginé il y a nombre d'années.

M. Archambault, après avoir fait ressortir les dispositions ingénieuses de ces canules, présente quelques observations sur l'opération de la Trachéotomie qui, dit-il, ne demande pas des instruments trop ingénieux. Le sang-froid des opérateurs est la meilleure condition pour la pratiquer. C'est parfaitement juste, mais c'est précisément cette qualité rare qui manque le plus souvent à la plus grande majorité des praticiens appelés à faire la Trachéotomie d'urgence au milieu de l'angoisse des familles et en face d'une nécessité urgente d'agir le plus promptement possible. C'est pour suppléer à ce manque de sang-froid que j'ai imaginé, comme tant d'autres chirurgiens, un Trachéotome d'un emploi facile et rapide qui permet de faire la Trachéotomie *seul* et sans aides, autres que ceux qui sont nécessaires pour maintenir le patient. Par la simplicité de son mécanisme, mon Trachéotome peut inspirer confiance aux débutants et, par suite, contribuer à leur donner le sang-froid demandé.

§ V.

Trachéotome du Docteur Phelippeaux, de Saint-Savinien (Char-Inf^{re})

En 1883, M. le docteur Phelippeaux publia une brochure intitulée : *Croup et Trachéotomie. Opération facile avec le Mandrin Trachéotome du docteur Phelippeaux, de Saint-Savinien.* Paris, H. Lauwereyns, libraire-éditeur, 2, rue Casimir de la Vigne.

Je tiens à établir tout d'abord, que la première publication relative à mon Trachéotome est du 15 juin 1881, bien que ce soit en 1861 que je l'ai imaginé, pendant une épidémie de diphthérie. J'ai attendu les loisirs de la retraite pour le faire connaître et lui donner la sanction pratique. Ce n'est pas une réclamation de priorité que je fais ici, je tiens seulement à prouver que je ne pouvais m'inspirer des travaux fort intéressants de mon confrère qui ont paru deux ans après les miens. Je me plais à rendre hommage à sa parfaite convenance puisqu'il n'a pas manqué de citer les emprunts qu'il m'a faits, et je ne puis que le féliciter de s'être ingénié à trouver d'excellents instruments pour simplifier l'opération si utile de la Trachéotomie.

Mon Trachéotome est donc incontestablement l'aîné de celui de M. Phelippeaux. Nos instruments appartiennent à une même famille, aussi il n'y a rien d'étonnant à ce qu'ils se ressemblent un peu. Ils sont basés sur la même conception : *Adaptation à une canule trachéale ordinaire d'un instrument tranchant courbe comme la canule, qui coupe, qui*

*écarte et dilate les tissus et introduit en même temps
la canule dans la trachée.*

Le docteur Rizzoli se servait d'une canule avec
échancrure spéciale, M. le docteur Phelippeaux et
moi nous employons la canule ordinaire.

M. Phelippeaux appelle son instrument *Mandrin-
Trachéotome*. Cet instrument se compose d'une tige
d'acier de 3 millimètres d'épaisseur ayant la courbure de la canule trachéale classique dans laquelle
on l'introduit comme un mandrin. L'extrémité
inférieure de cette tige se termine par une sorte de
poinçon qui emprunte au poinçon du Trachéotome
du docteur Jacolot sa lame épaisse, tranchante en
avant et au sommet, mousse et inoffensive en arrière
ou sur le dos. La surface de ce poinçon est sillonnée
par trois et même quatre rainures aérifères. Trois
suffisent. L'extrémité supérieure du mandrin présente aussi trois rainures et une vis qui s'adaptent
à un pas traversant une lame de melchior qui forme
la *garde* de l'instrument. Cette garde qui doit plaquer sur le pavillon de la canule offre au milieu de
son bord supérieur, une échancrure dans laquelle
se loge la goupille de la canule, c'est cette goupille
qui fixe le Trachéotome. Sur la garde sont insérées
deux ailettes à jour, longues de 15 millimètres,
divergentes, à concavité externe, elles constituent la
poignée du Trachéotome.

L'auteur a reconnu lui-même que cette poignée
est quelque peu compliquée et l'a simplifiée. Voir :
page 9, nouvelle brochure de M. Phelippeaux 1884,
Paris, H. Lauwereyns, libraire-éditeur, 2, rue Casimir
de la Vigne.

Voyons maintenant en quoi diffèrent nos instruments.

1° Le poinçon tranchant de mon Trachéotome n'a qu'une ouverture aératoire à sa base, au dessous par conséquent de la partie la plus renflée du poinçon qui protège cette ouverture contre l'obstruction.

M. Phelippeaux a fait creuser trois rainures aérifères à la surface de son poinçon. Pour peu qu'elles soient assez creuses pour laisser passer l'air, on comprendra facilement qu'elles laisseront un intervalle *vide* entre le pourtour de la canule et le poinçon, de là, il peut résulter des *ressauts* dans l'introduction de l'instrument, et de là aussi la possibilité d'accrocher ces trois orifices aux tissus qu'ils pénètrent.

2° La poignée de mon trachéotome est une poignée très simple, arrondie comme celle d'un trocart ordinaire, qui se visse sur le trachéotome. J'ai reconnu, à l'usage, qu'elle était trop longue, je l'ai diminuée de moitié.

3° M. Phelippeaux saisit sa poignée du bout des doigts, je saisis la mienne à pleine main, la poignée appuyant solidement dans la paume de la main.

4° Dans le trachéotome de M. Phelippeaux toutes les pièces ne forment qu'un seul bloc, c'est-à-dire que le mandrin et sa canule sont unis et fixés par la *goupille*.

Ici je diffère complètement d'opinion avec mon excellent confrère. Je préfère que la canule trachéale soit libre et indépendante du trachéotome pour qu'elle puisse s'en séparer instantanément, afin que l'opéré puisse *de suite* respirer à plein canal. C'est (qu'on me passe l'expression) le moment psychologique de l'opération.

Supposons, ce qui peut bien arriver dans le cours d'une opération aussi émouvante, qu'un opérateur troublé ait la main tremblante et ne puisse pas de suite saisir cette petite goupille ; supposons qu'il y ait des tatonnements, des hésitations, que la goupille, par exemple, soit trop serrée et ne puisse pas être facilement tournée, il en résultera une perte de temps qui peut avoir les conséquences les plus graves. Peut-on réellement compter, pour avoir une respiration suffisante, sur les minces filets d'air qui peuvent passer par les trois rainures du poinçon de M. Phelippeaux ou par la simple ouverture de l'aériduc de mon instrument, quand presque toujours du mucus, des fausses membranes et du sang viennent les obstruer ? Avec mon système de trachéotome automobile, ainsi que je l'exposerai plus tard, la respiration s'établit de suite et à plein canal. Autre avantage encore, c'est que, n'ayant pas besoin de ma main gauche pour séparer le trachéotome de sa canule, cette main peut assurer la fixation du larynx jusqu'à la fin de l'opération.

« Notre lame, dit M. Phelippeaux (page 11, même brochure), étant semblable par le sommet et le tranchant à celle du trachéotome du docteur Jacolot, possède les mêmes qualités pour la division des tissus prélaryngiens et prétrachéaux. » Il en résulte naturellement que le manuel opératoire est sensiblement le même. Comme moi, il coupe avec douceur les tissus par un mouvement de haut en bas et de bas en haut, etc. Voir plus loin procédé opératoire.

M. Phelippeaux ne s'est pas contenté d'imaginer son mandrin trachéotome. Poursuivant avec ardeur et persévérance ses recherches sur la trachéotomie expéditive, il trouva, il inventa un nouvel instrument qui a un véritable cachet d'originalité, qui lui appartient en propre et qu'on cherchera vainement ailleurs. Il l'a fait connaître sous le nom de *Trachéotome à manche dilatateur-conducteur ;* dans une brochure qui a paru en 1884 chez H. Lauwereyns, libraire-éditeur, 2, rue Casimir de La Vigne, Paris, sous le titre : *Note sur le mandrin-Trachéotome et sur le Trachéotome à manche dilatateur-conducteur. Instrument nouveau.*

Qu'on se figure le bistouri de M. Dubar, avec ses trois graduations et sa cannelure, monté sur un manche d'ébène comme un simple *grattoir à papier* « dont la lame mobile est fixée à ce ressort si connu, actionné par un bouton qui permet de la faire saillir ou de la dissimuler sous la seule poussée ou le retrait du pouce, » on aura une idée de la partie tranchante de l'instrument de M. Phelippeaux. Mais voici par quel procédé simple et ingénieux l'auteur en fait un dilatateur, puis un conducteur.

L'extrémité inférieure du manche est spatuliforme, arrondie, mousse, inoffensive, épaisse d'un 1/2 millimètre environ, elle est large de 6 à 7 millimètres.

Sur chaque face du manche on a creusé un gorgeret conducteur, profond d'un millimètre et demi et large de 9 millimètres à son origine, diminuant de largeur et de profondeur en allant vers l'extrémité mousse avec laquelle chaque gorgeret se confond.

On devine facilement le mode d'emploi de l'instrument.

La lame coupe les tissus et aussitôt est rentrée dans le manche. L'extrémité spatuliforme est introduite en long dans la plaie, puis retournée en travers pour opérer la dilatation. La canule est alors présentée par sa convexité à la concavité du gorgeret, on l'enfonce jusqu'à la paroi postérieure de la trachée, puis par un mouvement de bascule on achève de la pousser à bloc dans la trachée.

C'est bien là incontestablement un mode nouveau et simple de dilatation ; mais, comme tous les dilatateurs, l'instrument prend une certaine place dans la plaie et en diminue la capacité ; il exige, en plus, une manœuvre spéciale qui peut être difficile dans la pratique et peut faire perdre un temps appréciable ; ne vaut-il pas mieux, pour la rapidité et la sûreté de l'opération, supprimer ce temps si délicat de la dilatation, comme on peut le faire avec le porte-canule de M. Péan, avec la canule à bec de Krishaber, avec le mandrin trachéotome de M. Phelippeaux et avec mes trachéotomes porte-canules ?

En médecin consciencieux et prudent, M. Phelippeaux n'a pas voulu employer ses instruments sur le vivant sans les avoir préalablement expérimentés sur le cadavre et de petits animaux vivants. Il a installé une sorte de laboratoire dans lequel il a pratiqué plus de 150 trachéotomies sur des chevreaux âgés de 15 à 28 jours au plus. Voir *Vivisections opérées à la Clinique du professeur Duplouy par le docteur Phelippeaux*, Paris, Lauwereyns, 2, rue Casimir de La Vigne, 1884. Il a fait des expériences publiques devant Messieurs les Professeurs et les Elèves de l'Ecole de Médecine de Rochefort. L'éminent professeur de Clinique de cette Ecole, M. le docteur Duplouy, les a appréciées dans les termes suivants que je transcris textuellement :

« J'estime que le *mandrin-trachéotome* destiné à
» couper la trachée en même temps qu'on y met la
» canule est fort ingénieux et qu'il réalise un progrès
» notable sur ses devanciers avec lesquels il a un
» certain air de parenté. Il est toutefois passible de
» la plupart des objections qui ont été adressées de
» tout temps, à la trachéotomie faite *en un seul*
» *temps*, et qu'il est inutile de reproduire. Je ne me
» déciderais guère à l'employer que chez l'adulte.

» Chez l'enfant, je préfère beaucoup l'opération
» classique et j'apprécie fort le second instrument
» (couteau à manche dilatateur en forme de gorge-
» ret). Le temps le plus émouvant de l'opération
» est, sans contredit, celui qui suit immédiatement
» l'ouverture trachéale (aussi, voilà pourquoi je le
» supprime). Il faut, sous peine d'asphyxie, substi-
» tuer rapidement le dilatateur au bistouri, puis la
» canule au dilatateur.

» Vous avez eu l'heureuse idée de réunir en un
» seul et même instrument, bistouri et dilatateur,
» ce qui simplifie beaucoup la manœuvre.

» La minceur du manche facilite beaucoup son

» introduction dans la plaie longitudinale faite à la
» trachée, puis un simple mouvement de rotation
» sur son axe fait bailler largement les lèvres de
» l'incision ; le manche, devenu conducteur, tient
» bien en place, et présente à la canule *une gorge*
» sur laquelle elle peut aisément glisser jusque
» dans le conduit aérien. — L'opération gagne
» ainsi en précision et en sécurité. »

Après tant d'essais et d'expériences sur les cadavres et sur les animaux vivants, M. Phelippeaux est arrivé à manier ses instruments avec une dextérité, une sûreté et une célérité remarquables.

« Douze bronchotomies, dit-il (page 20, même
» brochure), (crico-trachéotomies, trachéotomies
» supérieures et inférieures), furent exécutées sur
» quatre chevreaux, âgés de 15 jours à 21 jours
» *avec succès, en 8 à 10 secondes.* » Je suis convaincu qu'il pratiquera sur ses malades les mêmes opérations avec la même habileté et je fais des vœux pour ses succès.

Cet article sur les travaux de M. Phelippeaux était écrit depuis déjà un certain temps, lorsque, en parcourant le *Manuel pratique des maladies de l'enfance* du docteur Edward Ellis, traduit de l'Anglais par mon excellent ami le docteur Waquet, j'ai lu ce qui suit, page 310 :

Après l'ouverture de la trachée, « on mettra aussitôt la canule en place, ce qui sera facilité, dit
» M. Heath, par l'application du manche du bistouri,
» tourné en travers, perpendiculairement à l'axe de

» la trachée et appliqué dans l'angle supérieur de
» la plaie. »

*The tube should then be immédialy inserted a
process which may be facilited, says M. Heath, by
placing the handle of the scalpel at the upper end
of the opening, and turning it at right angle with
the trachea.* — Texte anglais d'Ellis, édition anglaise
de 1881 (Londres-Churchill) que je dois à l'obligeance du docteur Waquet.

Ce procédé simple et ingénieux de dilatation
n'appartient donc pas, en propre, à M. Phelippeaux
— *Nil novi sub sole,* — Mais l'auteur anglais n'a
pas eu l'idée de creuser en gorgeret le manche du
bistouri pour mieux conduire la canule à sa desti-
nation.

CHAPITRE II.

TRACHÉOTOMIE EXPÉDITIVE AVEC LE BISTOURI

Depuis quelques années, l'opération de la Trachéotomie est entrée dans une voie nouvelle. On a fini par comprendre qu'il y a un réel danger à faire, sur une région aussi vasculaire, de grandes incisions et des dissections longues et pénibles, pendant lesquelles, malgré pinces hémostatiques et quelquefois malgré thermo-cautère chauffé au rouge sombre, on est envahi par le sang. Le champ opératoire est sans cesse masqué, on perd les rapports des parties qu'on doit couper, on abandonne la ligne médiane, on ne sait plus ce que l'on fait, on perd la trachée de vue, et quelquefois, qu'on me passe l'expression, on perd la tête. L'opération se prolonge beaucoup trop, le malade asphyxie, lutte contre l'opérateur et plus l'opération dure, plus il perd de sang.

Le moyen hémostatique le plus prompt et le plus efficace de cette pluie veineuse qui survient souvent dans la Trachéotomie classique est incontestablement l'introduction rapide d'une canule suffisante pour rétablir promptement la respiration.

De là est née l'idée de la *Trachéotomie expéditive* dont je suis partizan convaincu, soit avec lés Trachéotomes porte-canules, soit avec le bistouri, pour pratiquer la Trachéotomie d'urgence, la seule dont je m'occupe dans ce travail.

Mais cette méthode n'est possible que si on pratique la *Trachéotomie supérieure* ainsi nommée parce qu'elle se fait au dessus de l'isthme du corps thyroïde et porte sur les trois anneaux les plus élevés de la trachée.

La *Trachéotomie inférieure* se fait au dessous de cet isthme, entre le 4e et le 7e anneau.

DANGERS DE LA TRACHÉOTOMIE INFÉRIEURE

Je n'ai jamais pu comprendre que pour établir une simple prise d'air artificielle dans le croup, lorsqu'on avait à sa disposition une région exempte de dangers, on ait, pendant tant d'années, pris pour *lieu d'élection* la région la plus semée d'écueils dangereux.

S'il s'agissait d'ouvrir la trachée pour aller à la recherche d'un corps étranger, ou pour une tumeur qui comprime et déplace le conduit de l'air, oh ! alors il y a réellement nécessité d'opérer bas, et, dans ce cas, ce serait une faute impardonnable que de chercher à faire de la chirurgie expéditive ; au contraire, il faut procéder avec une sage lenteur et prendre toutes les précautions et les soins méticuleux qu'on met dans une ligature d'artère.

Aussi on ne saurait trop apprécier la sagesse de Trousseau quand il disait dans sa clinique : « *J'insiste sur l'absolue nécessité d'être très lent*, d'inciser les tissus couche par couche, d'écarter les vaisseaux et les muscles avec des érignes mousses, de bien mettre à nu la trachée avant de l'ouvrir. »

Donc la Trachéotomie inférieure ne saurait rentrer dans notre programme puisqu'elle ne peut être une méthode expéditive.

On la trouvera parfaitement exposée dans l'excellent article de M. Dubar : *Trachéotomie, Dictionnaire de Jaccoud, T. 36.*

Mais pour faire mieux ressortir la facilité et les avantages de la Trachéotomie supérieure, il me suffira d'indiquer brièvement les difficultés et les dangers de la Trachéotomie inférieure.

Il faut faire de grandes incisions, depuis le cartilage cricoïde jusqu'à un peu au dessus de la fourchette du sternum ; et, si le cou est court, comme chez certains enfants, cette incision n'est pas suffisante, et, si le cou est gras, il faut encore l'agrandir.

Par suite de la direction oblique de haut en bas et d'avant en arrière de la trachée, plus bas on opère, plus profondément il faut travailler, et alors on travaille dans un puits dont on voit à peine le fond et il faut faire des dissections étendues pour se donner du jour. On voit mal et on peut léser les grosses veines de la partie inférieure du cou rendues turgescentes par la gêne respiratoire, de là des hémorrhagies mortelles, primitives ou secondaires.

M. de Saint-Germain raconte dans sa *Chirurgie des Enfants* qu'un petit croupeux succomba à une lésion d'un tronc veineux brachio-céphalique pendant une opération où il servait d'aide. « De chaque côté de la trachée sont la carotide et la jugulaire interne qui n'ont pas toujours été respectées, la jugulaire gauche surtout qui au bas du cou se porte en avant et à droite pour contribuer à former le tronc veineux brachio-céphalique gauche, bien exposé quand on pratique la Trachéotomie inférieure sans d'extrèmes précautions. » (Farabeuf, *Manuel opératoire*).

D'autres difficultés tiennent au manque de fixation de la trachée. On opère sur un fond mobile.

« La trachée peut être cherchée longtemps sans résultats et des opérateurs habiles ont pu, dans ces circonstances, la contourner, produire de longs et larges décollements, ouvrir latéralement et quelquefois même en arrière le canal aérien, parfois même blesser l'œsophage. » (Dubar, *Dictionnaire de Jaccoud*).

La longueur de l'opération peut causer une syncope mortelle ou achever une asphyxie déjà avancée.

Outre le danger des hémorrhagies veineuses on a à craindre l'entrée de l'air dans les veines. Quand la thyroïdienne de Neubauër existe elle passe par le champ de l'opération.

Les plaies plus grandes, plus profondes de la Trachéotomie inférieure, sont plus exposées à l'infection diphthéritique, à l'érysipèle, à la septicémie, aux suppurations qui fusent derrière le sternum et qui amènent des abcès dans le médiastin antérieur.

La Trachéotomie inférieure est donc une opération dangereuse et difficile, elle ne peut être qu'une *opération de nécessité et de lenteur.*

La Trachéotomie supérieure, au contraire, est une opération sans danger et facile, c'est *une opération de choix* qui peut être faite par des procédés expéditifs.

Ce sont ces procédés rapides que je vais maintenant passer en revue.

§ Ier.

Procédé de Chassaignac

Aller vite et opérer avec grande sécurité, tel était le but que se proposait Chassaignac. « La principale » difficulté de la Trachéotomie, dit-il, c'est l'exces- » sive mobilité des parties sur lesquelles se fait » l'opération. » Aussi invente-t-il son érigne cri-coïdienne cannelée. (Voir instrument et procédé, pages 58 et 59 du *Dictionnaire de Jaccoud*). Le bord inférieur du cricoïde étant reconnu, Chassaignac enfonçait son érigne sur la ligne médiane immédia-tement au-dessous de ce cartilage, pénétrait dans la trachée, puis accrochait avec la pointe le bord inférieur de l'anneau cricoïdien. Le manche de l'érigne était solidement tenu de la main gauche, l'arbre aérien était ainsi fixé. Un bistouri était alors plongé dans la trachée en suivant la cannelure de l'érigne et divisait le nombre d'anneaux cartilagi-neux suffisant pour l'introduction de la canule.

Je crois que ce procédé est aujourd'hui abandonné.

Il doit être d'une exécution difficile et il fallait la hardiesse et l'habileté de Chassaignac pour le pratiquer avec succès.

Pour accrocher plus facilement l'anneau cricoïdien, Langenbeck et Parise (de Lille) ont proposé de diviser préalablement sur la ligne médiane la peau, le tissu cellulaire sous-cutané et l'aponévrose superficielle. Ils ont imaginé des ténaculums à la fois fixateurs et dilatateurs. (Voir page 59 et 60 du *Dictionnaire de Jaccoud.*

Un interne des hôpitaux, M. Amédée Tardieu, a imaginé de faire l'opération de Chassaignac avec des ciseaux à articulation mobile qu'il a appelés *ciseaux bronchotomes.*

L'une des branches (voir *Arsenal de chirurgie contemporaine* de Gaujot et Spillman 1872) se termine par une pointe de ténaculum qui est introduite dans la trachée comme le ténaculum de Chassaignac ; alors on articule la deuxième branche qui ressemble à une branche de ciseaux ordinaires, un peu courbe vers son extrémité. Cela fait, il ne reste qu'à rapprocher les anneaux et à couper.

§ II.

Procédé de Liégard (de Caen)

« La Trachéotomie, dit M. Liégard (*Tribune médicale*, 6 mars 1870, page 268), est encore malheureusement pour un grand nombre de praticiens regardée comme une opération entourée de périls et de difficultés. Or, nous devons le proclamer très haut, ces périls et ces difficultés n'ont aucune réalité. Mais pour les voir disparaître, il faut s'affranchir complètement des rigoureux et méticuleux préceptes de l'école. Voici comment :

« L'enfant, posé la tête renversée sur un oreiller placé en coussin sous le cou, on reconnaît promptement et facilement l'espace crico-thyroïdien, c'est l'un des points les plus superficiels du tube laryngo-trachéal. Il présente une surface plane où la ponction du bistouri ne court aucun risque de glisser latéralement, et ses parties lamelleuses sont peu épaisses et faciles à perforer. On incise alors d'un seul coup de bistouri convexe toutes les parties molles jusque sur la trachée; on ponctionne l'espace indiqué et on agrandit suffisamment l'ouverture avec un bistouri boutonné, puis on introduit et l'on fixe la canule double. Mais faisons ici deux remarques importantes: Plusieurs sont effrayés à la pensée du sang qui va se précipiter dans la trachée et les bronches, si l'on se presse de pratiquer l'ouverture avant que l'hémorrhagie ne soit parfaitement arrêtée; eh bien ! cette crainte n'est nullement fondée. S'il s'introduit du sang, il est, comme je l'ai toujours vu, rejeté entièrement et avec une grande force par un brusque effort de toux ; et puis, ce sang veineux s'arrête aussitôt que la respiration est rétablie. Une autre crainte, aussi peu fondée, est la prétendue difficulté d'introduire la canule, et pour cela, on a multiplié les instruments.

« Pour moi, dit M. Liégard, je me sers simplement d'une pince à anneaux, dont l'extrémité est très mince; elle s'introduit toujours très facilement, et entre ses mors ecartés, je fais promptement et aisément pénétrer la canule. »

D'ailleurs, il n'est pas toujours absolument nécessaire d'avoir un dilatateur pour introduire la canule. Je me rappelle qu'un jour ayant été obligé de pratiquer une trachéotomie pressante sur un enfant de 5 ans (c'était avant que je fisse usage de mes Trachéotomes qui n'étaient pas encore construits), n'ayant pas de dilatateur sous la main et n'ayant pas le temps d'aller en chercher un, j'opérai quand même. J'introduisis le bout de l'index à l'angle supérieur de la plaie, j'accrochai avec l'ongle de ce doigt la lèvre droite de la plaie trachéale, je la soulevai et ma canule entra sans la moindre difficulté.

C'est ainsi que procède M. A. Després. Après avoir ponctionné la trachée, il l'incise et complétant l'ouverture par l'introduction de la pulpe du doigt, il fait pénétrer la canule dans l'orifice trachéal comme dans la boutonnière d'un habit.

§ III.

Procédé de M. de Saint-Germain

C'est à M. de Saint-Germain, le très habile chirurgien des enfants, que l'on doit les meilleurs travaux qui aient paru, depuis une quinzaine d'années, sur la Trachéotomie. Déjà en 1875 et 1876 la *Gazette des Hôpitaux* publiait in-extenso sa méthode nouvelle de *Trachéotomie en un seul temps*, procédé expéditif s'il en fut jamais. En 1881 le *Praticien* (15 janvier) signalait 227 Trachéotomies pratiquées par cette méthode et indiquait une guérison sur quatre opérés. En 1884 il publia, chez Lawereyns, libraire-éditeur, un excellent livre intitulé : *Chirurgie des Enfants*. C'est là que nous trouvons ces trois leçons cliniques magistrales dans lesquelles il développe avec un talent remarquable tout ce qui concerne la Trachéotomie « la plus belle et la plus efficace » des opérations qui se puissent pratiquer, mais » aussi une des opérations les plus émouvantes, » les plus fertiles en incidents imprévus, nécessi- » tant, par conséquent, plus que tout autre, le sang- » froid et l'expérience de l'opérateur. Page 371.

» Je vous conduirai, dit-il, depuis le moment où » on vient vous chercher en toute hâte pour opérer » un croup jusqu'à la conclusion heureuse ou fatale, » c'est-à-dire, la guérison ou la mort de votre » opéré. »

M. de Saint-Germain a largement tenu sa pro-messe, car son œuvre est aussi complète que possible; tout y a été prévu même les détails les plus méti-culeux, et cette œuvre est présentée dans le style le plus attrayant, dans un style chaud, coloré et humoristique qui excite vivement l'intérêt du lec-teur et l'attache à la lecture de cet excellent livre éminemment pratique. Il faut lire et relire ces trois leçons dans leur texte original ; chercher à les résu-mer serait en perdre toute la saveur et tout le charme, aussi ne l'essaierai-je pas. On y trouvera des conseils précieux, fruit d'une immense pratique qu'il n'est pas donné à beaucoup de chirurgiens d'atteindre. Aussi ne saurait-on prendre un meilleur guide que celui qui, par sa situation spéciale, a pu, de 1873 à 1884, pratiquer 329 Trachéotomies, sur lesquelles il a obtenu 83 guérisons: un peu moins d'une guérison sur quatre opérés et un peu plus d'une sur cinq; et, ce qu'il y a de remarquable, c'est que sur ces 329 Trachéotomies, il n'a pas perdu un seul malade sur la table. C'est là un bonheur inouï dont peu de chirurgiens peuvent se flatter; je me plais à l'enregistrer en passant et à le porter au bénéfice de la Trachéotomie expéditive. Il est probable que sur un pareil chiffre de trachéotomies faites par la méthode de lenteur plusieurs opérés auraient succombé avant la fin de l'opération. Pour ma part j'ai été témoin attristé de la mort de deux pauvres petits enfants, dans le cours d'opérations où je servais d'aide.

M. de Saint-Germain ne revendique pas la propriété de son procédé de Laryngo-Trachéotomie ou Crico-Trachéotomie en un temps; ce procédé appartient à Vicq d'Azur, mais il a eu le mérite incontestable de le bien régler et de l'employer avec méthode. Il a réalisé un progrès réel et rendu un grand service en simplifiant l'opération de la Trachéotomie et en prouvant qu'elle peut se faire rapidement sans danger, contrairement au procédé de lenteur préconisé par Brétonneau et par Trousseau. De plus il a eu le mérite de former de nombreux élèves et a puissamment contribué à la vulgarisation de la Trachéotomie.

Le procédé de Trousseau lui paraît impraticable 99 fois sur 100.

Il émet comme principe :

1° Que l'on ne doit pas opérer l'enfant atteint de croup, tant qu'il ne tire pas.

2° Que l'on doit toujours l'opérer dès que le tirage se manifeste et continue, au point qu'il semble que le malade aspire son diaphragme.

Quelque mauvaises que soient les conditions dans lesquelles se trouve le malade, il faut opérer. Il a ainsi obtenu plusieurs guérisons inespérées dans les circonstances les plus déplorables.

Je ne puis donner ici qu'un résumé succinct du *Manuel opératoire*, ceux qui voudront l'étudier dans tous ses détails n'auront qu'à consulter les leçons cliniques de l'auteur.

« M. de Saint-Germain fixe immuablement le larynx et prend pour point de repère la dépression transversale qui correspond exactement à la manbrane crico-thyroïdienne. »

« Le bistouri est tenu comme une plume à écrire, fortement serré entre les doigts ; le médius, solidement appuyé sur la face de la lame opposée à l'opérateur, limite absolument la longueur de cette lame à *un centimètre un quart*, comme le ferait un curseur. Avec une telle longueur de lame il est impossible d'aller toucher la paroi postérieure de la trachée, à plus forte raison l'œsophage. »

« Enfoncez alors votre bistouri perpendiculairement au milieu de la dépression indiquée plus haut.

« A un moment donné, vous sentez une résistance vaincue : vous avez perforé la membrane crico-thyroïdienne. Gardez-vous alors de sectionner par pression le cricoïde et les premiers anneaux de la trachée, ainsi que tous les tissus qui les recouvrent, y compris la peau. Vous feriez une mauvaise besogne, à cause de l'inégalité des résistances à vaincre, celle de la peau et celle de la trachée. La trachée n'étant pas élastique dans ce sens se laisse facilement sectionner. La peau, très élastique, au contraire, fuit devant le bistouri, et ne se trouve divisée que dans une étendue moins considérable. Gardez-vous donc de sectionner par pression, mais bien en *sciant*, et cela avec une certaine lenteur, jusqu'à ce que vous ayez coupé le *cricoïde et deux anneaux* de la trachée, ce qui correspond à peu près à une plaie cutanée de deux centimètres, puis vous retirez votre bistouri obliquement, de façon à étendre quelque peu l'incision de la peau et à le faire descendre plus bas que la plaie trachéale. »

La trachée est ouverte. On introduit le dilatateur et on place la canule. (Voir, pour les détails, 21e leçon *(Chirurgie des Enfants.)*

Ce procédé est incontestablement très brillant et très expéditif. Il est très sûrement et très lestement exécuté par la main adroite et expérimentée de M. de Saint-Germain. Mais tout le monde n'a pas, comme lui, au bout des doigts, la sensation de la force à développer pour vaincre, en un seul temps, la résistance des tissus de consistance et d'élasticité différentes, comme il le constate lui-même dans la description précédente. Il faut être très exercé pour la pratiquer avec succès ; aussi ne saurait-on la conseiller aux débutants, aussi je trouve qu'on gagnera en sûreté ce qu'on perd en rapidité en faisant l'opération en *deux temps :* 1º incision des parties molles et mise à nu de la trachée; 2º incision de la trachée.

Avant de me servir de mes trachéotomes je pratiquais mes trachéotomies au bistouri, en trois temps : 1º section de la peau ; 2º des tissus sous-cutanés; 3º de la trachée. C'est moins brillant, mais c'est encore plus sûr.

Comme son ancien maître, M. de Saint-Germain, M. Dubar fait la crico-trachéotomie, mais, au lieu de se servir d'un bistouri ordinaire, il a fait fabriquer un bistouri cannelé et gradué *(Dictionnaire de Jaccoud — Trachéotomie — Dubar, page 55.).* « Ce bistouri présente une face lisse, celle opposée à l'opérateur, sur laquelle doit être appliqué le médius qui sert de curseur. La face qui regarde le chirurgien offre : 1º au voisinage du dos de l'instrument trois crans superposés ; le 1er est situé à un centimètre de la pointe; le 2e à un centimètre et quart ; le 3e à un centimètre et demi ; cette graduation donne à l'opérateur une sécurité absolue. 2º Une cannelure aussi profonde et aussi large que possible, s'étendant de la pointe au talon de l'instrument. Cette canne-lure est destinée à permettre au sifflement de l'air de se produire plus facilement dès que la pointe du bistouri est dans la trachée. Il est habituel de voir au même moment une *fine pluie de sang* venir tacher la partie supérieure de la lame. Ces taches deviennent plus grandes lorsqu'on imprime à l'instrument un léger mouvement de rotation sur son axe.

§ IV.

Procédé de Bourdillat

Entre le procédé lent de Trousseau et les méthodes expéditives que je viens de décrire, se place le procédé de Bourdillat.

M. Farabeuf en donne une excellente description dans son *Manuel opératoire*, appendice page 882, sous le nom de *Trachéotomie supérieure rapide en deux temps*. M. Dubar le résume dans le *Dictionnaire de Jaccoud* en ces mots :

« Le procédé de Bourdillat ne diffère de celui de Trousseau que par la rapidité d'exécution des différents temps. Dans un premier temps on pratique au dessous du *cricoïde*, préalablement reconnu, sur la ligne médiane, une incision de deux centimètres et demi de longueur et d'un centimètre de profondeur. Dans un second temps on va avec l'indicateur de la main gauche, introduit dans la plaie, à la recherche de la trachée. Lorsqu'on l'a reconnue on l'incise verticalement dans une étendue suffisante pour introduire facilement la canule. »

On peut, dans ce procédé, se passer de dilatateur et introduire d'emblée la canule avec le secours de l'ongle de l'index gauche.

Dans tous ces procédés expéditifs que j'ai indiqués,

excepté dans le dernier, après avoir ouvert la trachée, *il faut la dilater,* pour introduire la canule.

J'ai pensé qu'on pouvait simplifier l'opération et la rendre plus rapide en conduisant la canule en même temps qu'on fait l'incision des tissus qui recouvrent la trachée.

Telle est la base du procédé opératoire que je pratique avec mon trachéotome porte-canule, mais, avant de le décrire, je dois faire connaître l'instrument.

Je m'estimerais très heureux si, en réduisant cette délicate opération, à sa plus grande simplicité possible, je pouvais contribuer à la vulgariser et à la faire accepter par tous les médecins.

FIGURE I. — TRACHÉOTOME PORTE-CANULE

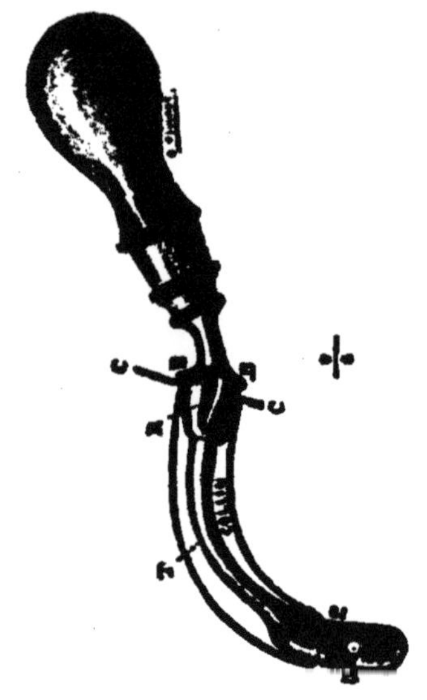

CHAPITRE III

DESCRIPTION DE MON TRACHÉOTOME PORTE-CANULE

Il se compose de deux pièces : Une canule trachéale et un trachéotome.

1° La canule n'offre rien de particulier puisque c'est la canule ordinaire fabriquée chez M. Collin, successeur de Charrière.

Je la fais amincir un peu à son extrémité inférieure, pour diminuer autant que possible la différence de niveau entre le rebord inférieur de cette canule et le poinçon tranchant du Trachéotome. Il n'y a aucun inconvénient pour la trachée à ce que ce rebord soit aminci, puisqu'il doit être doublé par la canule interne. Cette différence de niveau qui est insignifiante n'oppose aucune résistance sensible à la pénétration de l'instrument. J'en ai fait bien des fois l'essai sur des cadavres d'adultes et d'enfants avant de pratiquer sur le vivant.

2° Une tige d'acier courbe T, dont la courbure est exactement calculée sur celle de la canule dans laquelle elle doit se mouvoir librement.

Le poinçon P du Trachéotome est formé par une lame épaisse, presque conique aplatie sur les côtés et légèrement évidée en avant. La lame est tranchante en avant dans toute sa hauteur, tranchante également à 2 millimètres en arrière et à son sommet, mousse en arrière c'est-à-dire au dos du poinçon. La longueur du tranchant varie suivant le numéro du Trachéotome : le numéro 0 a 0ᵐ,007, le numéro 1 (le plus usité) a 0ᵐ,008 et le numéro 2 a 0ᵐ,009 millimètres. Ces trois numéros de la filière Charrière sont suffisants pour la Trachéotomie depuis deux ans jusqu'à 15 ans. Avec cette longueur de tranchant et en inclinant un peu l'instrument en arrière, aussitôt que le bout de la canule a pénétré dans la trachée, on n'a pas à craindre de léser la paroi postérieure de cette trachée et à fortiori l'œsophage.

Cette forme conique du poinçon a pour but d'écarter et de comprimer les tissus au fur et à mesure qu'on les divise et de conduire graduellement la canule dans l'ouverture de la trachée. Elle a encore un avantage, c'est qu'il faut mettre une certaine lenteur dans la pénétration de l'instrument, et que, par suite, on a moins de chance de traverser brusquement les tissus et de léser les parties qu'on doit ménager. De plus la pression exercée par ce poinçon conique sur les tissus divisés doit contribuer à diminuer la perte de sang et son entrée dans les voies respiratoires.

Un bistouri coupe mieux, j'en conviens, mais en coupant si bien et si vite, il peut, par sa minceur, glisser, dépasser le but et atteindre jusqu'à l'œsophage. Cet accident est arrivé à Bérard (clinique de

Trousseau). Il peut arriver à tout le monde sans exception, dit M. J. Simon, dans une de ses leçons cliniques de l'hôpital des enfants (*Gazette des Hôpitaux* 1881, numéro 85). Quand on n'a pas un bistouri bien repassé, les tissus font résistance, la pointe pénètre plus profondément qu'on voudrait et on traverse la trachée de part en part. C'est même pour ce motif que M. J. Simon repousse le procédé de M. de Saint-Germain en un seul temps.

A la base du poinçon tranchant j'ai fait creuser un canal O qui le traverse de bas en haut et qui a pour but de laisser passer l'air de la trachée par la canule et d'indiquer par le *sifflement qui peut se produire*, ou par l'écoulement du mucus aéré, que l'instrument a bien pénétré dans la trachée. C'est l'*avertisseur* pour ceux qui n'auraient pas perçu la sensation de résistance vaincue que donne la section de cette trachée et qui ne seraient pas bien sûrs d'y avoir pénétré. Ce petit canal permet aussi à l'air extérieur d'arriver tout de suite dans les voies respiratoires, si toutefois du sang ou des fausses membranes ne viennent pas boucher cette voie, bien précaire, il est vrai, de circulation de l'air dans le Trachéotome, ce qui doit souvent avoir lieu ; mais cet inconvénient n'a pas grande importance, puisque, dès que la canule a pénétré suffisamment dans la trachée la tige du Trocart peut se retirer immédiatement par son propre poids, et alors l'air arrive aux poumons par la canule devenue libre.

Quand l'instrument est exactement construit d'après les indications que j'ai fournies, lorsqu'on abandonne le manche du Trachéotome à son propre poids, la tige courbe de ce Trachéotome tend toujours à s'échapper seule de la canule.

Aussi faut-il avoir bien soin, quand on s'en sert, d'appuyer solidement sa poignée dans la paume de la main, et de fixer le pavillon de la canule, avec le médius et le pouce droit, contre le bourrelet B de la partie supérieure de la tige, afin que cette tige ne s'échappe pas d'elle-même pendant l'opération.

A la jonction de la tige courbe avec la poignée se trouve un léger bourrelet B contre lequel s'appuie l'ouverture supérieure de la canule. Il a pour but d'empêcher cette canule de se déplacer quand on enfonce l'instrument dans la trachée.

Sur les côtés du bourrelet, à droite et à gauche, on a creusé une cannelure ou rainure profonde pour permettre la circulation de l'air.

Enfin un manche ou poignée. Pour être bien en main cette poignée ne doit pas avoir plus de 0^m,05 centimètres de longueur. J'ai déjà dit antérieurement que j'ai fait diminuer de moitié la longueur des premiers manches qui ont été construits.

L'instrument que je viens de décrire est celui dont je me sers habituellement et que je trouve le plus commode. Mais ceux qui n'ont pas l'habitude de le manier et qui craignent d'être gênés, pendant l'opération, par la mobilité de la tige dans la canule, ceux-là feront bien de demander au fabricant des Trachéotomes à canule à frottement sur la tige. Avec ce genre d'instrument il n'auront pas à se préoccuper, pendant l'opération, de maintenir la fixité de la canule, et, lorsque celle-ci sera introduite, pour dégager le Trachéotome, il suffira de presser par en bas sur les ailes de la canule, la tige courbe se dégagera, et, de la même main on enfoncera la canule dans la trachée. Ou mieux, on peut fixer la canule au Trachéotome en se servant, comme le fait le docteur Phelippeaux, du verrou (*) de la canule externe que l'on fait mordre sur le bourrelet B auquel on fait une légère entaille, on obtient ainsi un Trachéotome automobile ou fixe à volonté.

On peut donc se procurer trois variétés de Trachéotome :

1º Trachéotome à tige mobile et basculante que j'appelle automobile ;

2º Trachéotome à canule frottant sur la tige ;

3º Trachéotome fixe ou mobile à volonté.

J'aurais pu faire adapter un ressort à la tige du Trachéotome, comme fait le docteur Voelker, pour fixer et mobiliser la canule à volonté, j'ai préféré m'en passer pour plus de sûreté et de simplicité, car un ressort peut se rouiller, mal fonctionner et cesser de jouer au moment où on peut en avoir besoin.

Qualités que j'attribue à mon Trachéotome

Cet instrument, qui suffit pour faire une opération de Trachéotomie, permet au chirurgien de

---

(*) Cette partie de la canule externe qui est destinée à fixer la canule interne porte différents noms : clef, verrou, goupille, tourniquet, clavette, tourillon.

faire toute l'opération *d'une seule main*, la main droite, pendant que la main gauche est uniquement et exclusivement employée à la fixation du larynx qu'elle n'abandonne que lorsque la canule est en place, condition que je considère comme indispensable pour opérer sûrement et rapidement, et qui se réalise facilement à l'aide du système d'échappement pour ainsi dire automatique du Trachéotome, lequel s'échappe par son propre poids, quand l'opérateur est bien sûr d'avoir engagé le bout de la canule dans la trachée.

Je n'ai certes pas la prétention de chercher à détrôner le bistouri, rien ne vaut cet instrument dirigé par une main habile, particulièrement quand il s'agit d'une dissection, mais ce n'est pas le cas dans mon procédé expéditif de Trachéotomie. Il s'agit d'aller vite, car souvent l'asphyxie est imminente et je gagne du temps en supprimant la dilatation qu'il faut faire nécessairement quand on emploie le bistouri ordinaire.

Mon Trachéotome n'est-il pas lui-même une sorte de bistouri, à lame mince et tranchante à son sommet et qui s'épaissit en s'éloignant de ce sommet, de manière à écarter les tissus au fur et à mesure qu'il les pénètre et à conduire ainsi dans la plaie une canule aérifère, ce qui est le but final de l'opération ?

Mon Trachéotome est un instrument d'urgence pour une opération d'urgence.

Il ne faut pas lui demander plus qu'il ne peut donner. Il ne viendra à l'esprit de personne de s'en servir pour aller à la recherche d'une trachée déviée et masquée par une tumeur du cou, ou pour pratiquer la Trachéotomie inférieure au milieu de gros troncs veineux gorgés de sang ; dans ces cas c'est au bistouri qu'il faut s'adresser, comme toutes les fois qu'il faut faire une opération réglée, lente et méthodique.

Simplifier et faciliter la Trachéotomie, essayer de la rendre moins dangereuse pour l'opéré et pour l'opérateur, tel est le but que je me suis proposé en imaginant mon Trachéotome.

L'opération est simplifiée pour les raisons suivantes :

1° Un instrument suffit à toute l'opération. Ce qui n'est pas un mince avantage, quand on songe que la Trachéotomie est le type de l'opération d'urgence, qu'il faut toujours être prêt à la pratiquer, la nuit comme le jour, à la ville comme à la campagne, qu'il faut se hâter de se rendre près d'un malade en danger d'asphyxie, et qu'on évite de perdre un temps précieux à réunir les instruments usités dans l'opération ordinaire, instruments dont on peut oublier un ou plusieurs dans son empressement à se rendre à l'appel des familles.

Morell-Mackensie raconte dans son *Traité des maladies du Larynx*, page 669, le fait suivant :

« Il y a déjà quelques années je fus appelé auprès d'un homme demeurant dans mon voisinage, mais je ne connaissais nullement la maladie. Après avoir constaté l'existence d'un œdème considérable, j'allai chercher mes instruments à Trachéotomie, et, bien que j'eusse été absent quelques minutes seulement, à mon retour le malade avait cessé de respirer. Je pratiquai immédiatement la Trachéotomie et, après avoir fait la respiration artificielle, le malade revint complètement à lui, mais il mourut 36 heures plus tard, et à l'autopsie on trouva que l'un des poumons était à l'état de collapsus absolu, état qui avait été probablement produit par l'arrêt momentané de la respiration. Depuis cette époque j'ai toujours taché d'avoir sur moi tous les instruments nécessaires pour pratiquer la Trachéotomie. »

Morell-Mackensie s'est fait construire un instrument qu'il appelle *canule de poche*. (Figuré dans son livre, page 698) qui contient les instruments nécessaires pour faire la Trachéotomie : une canule, un bistouri et un mandrin qu'il renferme dans la canule.

2° A la rigueur on peut se passer d'un aide placé devant l'opérateur ; il vaut toujours mieux en avoir un pour étancher le sang, dans le cas où une quantité notable de sang s'écoulerait.

Deux personnes, les premières venues, pourvu qu'elles ne soient ni des parents, ni des femmes, suffisent pour immobiliser le malade, si c'est un jeune enfant. Quand on opère à la campagne, loin de toute assistance médicale, réduit à ses propres ressources, il est incontestablement avantageux d'avoir un procédé opératoire qui permette d'agir seul, avec un seul instrument et le plus rapidement possible.

3° Le procédé est incontestablement aussi expéditif que possible, puisque, en même temps qu'on ouvre la trachée, on y conduit la canule.

Avec un peu d'habitude du maniement de mon Trachéotome, l'opération se fait en quelques secondes.

4° *Le temps de la dilatation est supprimé.*

Dans la Trachéotomie ordinaire avec dilatation, il faut de l'espace pour le jeu du dilatateur ; de là la nécessité d'une assez grande incision. Or, plus l'incision est grande, plus il y a de vaisseaux divisés, plus il y a d'hémorrhagie, par suite plus il y a de gêne et de difficulté pour un opérateur inexpérimenté ou de peu de sang-froid, plus on s'expose à se fourvoyer sur les côtés de la ligne médiane et plus l'opération se prolonge.

Or, c'est dans ce temps de dilatation que l'opéré court le plus grand danger, par suite de la pénétration du sang dans la trachée par l'ouverture du bistouri.

Dans ce moment plein d'angoisse où la vie semble s'échapper et où quelquefois le dernier soupir s'exhale, une faible quantité de sang, pénétrant dans les voies respiratoires, peut achever l'asphyxie.

Mon Trachéotome remplissant assez bien tout l'espace qu'il parcourt, laisse très peu de passage pour permettre au sang de l'extérieur de se précipiter dans la trachée. Il diminue donc un des grands dangers de la Trachéotomie classique, l'afflux d'une grande quantité de sang dans la trachée, accident redoutable qui a suscité des actes d'un dévouement et d'un courage héroïques.

« L'aspiration, dit M. de Saint-Germain, est un
» héroïsme inutile ; sans efficacité pour l'enfant, il
» peut être très nuisible pour l'opérateur.

» Vous obtiendrez, au contraire, un bon résultat
» par la titillation de la surface interne de la tra-
» chée à l'aide d'une barbe de plume. Cet attou-
» chement détermine, en effet, une toux expulsive
» qui ne tarde pas à chasser le sang épanché. »

En supprimant la dilatation, on diminue donc
un grand danger pour l'opéré.

5° Si l'opéré court moins de danger, l'opérateur,
de son côté, est moins exposé à être éclaboussé par
le sang, par le mucus et par les fausses membranes,
lancés à de grandes distances dans les efforts d'expiration que fait l'opéré pour les chasser des bronches. En effet, en aucun moment de mon opération,
la plaie trachéale ne reste béante à l'air ; aussitôt
qu'elle est faite, la canule aérifère est en place et la
remplit, et la paume de la main de l'opérateur,
placée au-dessus et au-devant de l'ouverture de
cette canule, forme un écran qui empêche les fausses
membranes violemment chassées de la trachée
d'arriver jusqu'à lui et d'éclabousser les aides.

Cet avantage n'est pas à dédaigner. Nous savons,
pour en avoir fait la triste expérience au début de
notre carrière médicale, combien il est dangereux
de recevoir ces éclaboussures de diphthérie, et nous
ne sommes pas de ceux qui repoussent systémati-
quement les précautions pour éviter un danger
auquel nous avons eu le bonheur d'échapper, mais
auquel tant d'autres, hélas ! succombent.

Les journaux nous signalent, trop souvent malheureusement, de nouvelles victimes de la contamination diphthéritique, tombées bravement au champ d'honneur de la profession médicale !

Nous considérons que c'est un devoir impérieux pour tout médecin de chercher et d'accepter les moyens d'empêcher ou du moins de diminuer les chances de contagion, non seulement au point de vue de sa préservation personnelle, mais encore au point de vue de la sécurité des familles auxquelles il doit donner le bon exemple. En effet, quelle confiance, quel encouragement peuvent avoir les familles à prodiguer leurs soins à leurs enfants, quand elles voient les médecins eux-mêmes succomber à la diphthérie gagnée à leur chevet !

CHAPITRE IV

OPÉRATIONS QU'ON PEUT PRATIQUER
AVEC MON TRACHÉOTOME

Partant de ce principe, que plus on s'éloigne de l'origine de la trachée, plus celle-ci devient profonde, et plus l'opération devient difficile et dangereuse, j'opère le plus haut possible.

D'un autre côté, plus on opère haut, plus on a de facilité à fixer l'appareil laryngien pendant l'opération.

Je n'applique donc mon Trachéotome que sur la région la plus superficielle du canal laryngo-trachéal, région fort restreinte, qui s'étend de l'espace crico-thyroïdien aux premiers anneaux de la trachée.

Dans ce petit champ opératoire, on peut pratiquer :

1º La laryngotomie inter-crico-thyroïdienne ;

2º La crico-trachéotomie ;

3º La Trachéotomie supérieure.

Mais comme les deux dernières opérations se confondent, au moins dans l'enfance, où il est si difficile de distinguer le cricoïde des premiers anneaux de la trachée, je divise mon sujet plus simplement :

1° Opération dans l'espace crico-thyroïdien ou Laryngotomie inter-crico-thyroïdienne.

2° Opération au-dessous de l'espace crico-thyroïdien ou crico-trachéotomie.

§ I.

LARYNGOTOMIE INTER-CRICO-THYROÏDIENNE

La Laryngotomie inter-crico-thyroïdienne étant celle qui se prête le mieux, du moins chez l'adulte, à l'emploi de mon Trachéotome, je m'y arrêterai un moment. Cette opération est une question d'actualité chirurgicale.

Après avoir subi depuis Vicq d'Azyr (1776) les phases les plus variées, elle a été reprise et remise en honneur par M. Krishaber dans ces dernières années.

Mais avant qu'elle fût reprise en France, elle était enseignée et pratiquée en Angleterre par Eric Erichsen (*The science and art of surgery, London 1877*). Elle a fait le sujet de thèses excellentes, de la Faculté de Paris, qui seront consultées avec fruit par ceux qui s'intéressent à la question :

CHOUKRY. — *Trachéotomie et Laryngotomie inter-crico-thyroïdienne au moyen des instruments incandescents*. Paris 1878, Thèse.

Henri DE LAUNAY. — *De la Laryngotomie inter-crico-thyroïdienne*. Paris 1882, Thèse.

En novembre 1878, M. le docteur Krishaber fit à la *Société de Chirurgie* une longue communication (voir les *Annales des Maladies de l'oreille et du larynx*, page 140) dans laquelle il démontra, d'après des succès nombreux, que cette opération mérite de prendre place parmi les opérations nécessaires.

On a prétendu à tort, dit-il, que l'espace est toujours trop étroit. M. Farabeuf qui assista M. Krishaber dans ses expériences sur le cadavre, déclara que l'ouverture de la membrane crico-thyroïdienne était suffisante pour permettre chez l'adulte l'introduction d'une canule appropriée.

En suivant avec le doigt la ligne médiane du cou, à partir de la saillie du cartilage thyroïde si facile à trouver, on sent une première dépression qui correspond à l'espace crico-thyroïdien.

Il est indispensable de reconnaître ce point de repère.

Au-dessous de cette dépression, on sent bien, chez l'adulte qui n'est pas trop gras, la saillie du cricoïde et enfin, au-dessous de cette saillie, une autre dépression qui correspond à la différence de niveau entre le cricoïde et le premier anneau de la trachée. Chez l'enfant il est bien difficile de la constater, le cricoïde est si petit qu'il se confond facilement avec le premier anneau de la trachée. Mais chez l'enfant on sent tout aussi bien que chez l'adulte la dépression crico-thyroïdienne, et c'est là l'essentiel pour l'opération de la crico-trachéotomie.

Les tissus qu'on doit diviser sont :

La peau, très souple et très mobile, en général

peu doublée de graisse chez l'adulte ; le tissu lamelleux sous-cutané, dans lequel on rencontre quelquefois la veine jugulaire antérieure volumineuse.

La couche musculaire : Sterno-hyoïdiens et Sterno-thyroïdiens.

Sur la ligne médiane que nous ne devons pas quitter l'interstice celluleux qui sépare les deux *Sterno-hyoïdiens.*

Immédiatement au-dessous, la membrane crico-thyroïdienne.

Cette membrane a été décrite et étudiée avec un soin tout particulier par M. Henri de Launay ; aussi lui ferai-je quelques emprunts pour lesquels je le prie d'accepter mes meilleurs remerciements.

Elle est percée de trous assez nombreux pour donner passage aux artérioles et aux veinules qui se rendent à la muqueuse laryngée ; un de ces trous, généralement plus gros que les autres, se trouve sur la ligne médiane et donne passage à l'anastomose de deux petites artères crico-thyroïdiennes (elles ont un demi millimètre de largeur).

De l'arcade formée par cette anastomose naissent : 1° un petit rameau médian perforant qui se distribue à la muqueuse de la portion sous-glottique du larynx ; 2° des rameaux latéraux qui se distribuent aux parties molles situées entre la lame cartilagineuse thyroïdienne et la membrane élastique du larynx. Les veinules qui correspondent à l'artère crico-thyroïdienne et à ses branches sont ordinairement très petites et incapables de donner une hémorrhagie sérieuse. On peut cependant citer de nombreuses anomalies de volume, d'origine, de distribution et d'anastomoses, tant pour l'artère que pour les veines. Néanmoins la région intercrico-thyroïdienne passe pour la plus sûre au point de vue opératoire. » (Farabeuf).

Au niveau de la membrane crico-thyroïdienne, M. Farabeuf a rencontré une grosse veine transversale sous aponévrotique, et cette anomalie, dit-il, l'a appelé à la prudence.

On peut rencontrer encore au devant de la même membrane la thyroïdienne de Neubauër qui naît de la convexité de la crosse de l'aorte, et le prolongement de l'isthme du corps thyroïde, connu sous le nom de pyramide de l'Allouette. Trousseau a bien rencontré une fois la carotide gauche croisant la trachée et M. Richet une anastomose grosse comme la radiale entre les deux tyroïdiennes ; ce qui prouve qu'avant de porter l'instrument tranchant sur cette région, il faut la palper avec soin.

Quelles sont les dimensions de l'espace crico-thyroïdien ?

D'après M. Tillaux, il serait toujours trop étroit pour y faire pénétrer une canule à trachéotomie, sans entamer le cartilage cricoïde.

Je regrette de ne pas être de son avis, car j'ai eu souvent la preuve du contraire dans mes essais sur le cadavre, bien entendu quand le sujet est placé dans la position qu'il doit avoir pour subir l'opération, c'est-à-dire dans l'extension.

« Si, dit M. Henri Delaunay, on met le sujet dans la demi-extension, et si on fait des mensurations, on acquiert la certitude que : 1º la simple incision pourrait suffire au besoin ; 2º que le cricoïde bascule assez facilement sur le thyroïde pour qu'on obtienne une augmentation de 2 à 3 millimètres, comme il a été démontré par M. Farabeuf. (*Société de Chirurgie*, novembre 1878). »

A la suite d'expériences nombreuses, M. Krishaber trouve que l'espace mesure normalement de 8 à 11 millimètres, mais qu'en forçant légèrement le passage, il a pu introduire 4 fois sur 18 une canule dont la plus grosse partie mesurait 13 millimètres de diamètre.

M. Choukry n'a pas constaté plus de 8 millimètres.

Les expériences nombreuses que M. Henri de Launay a faites à l'amphithéâtre de l'hôpital Lariboisière avec beaucoup de soin, se résument en ces mots :

« D'une manière générale, nous pouvons dire qu'en moyenne l'espace crico-thyroïdien mesure chez l'homme adulte de 10 à 10 millimètres 1/4 dans la demi-extension de la tête, et de 12 millimètres 1/2 en abaissant le cricoïde ; chez les vieillards, 9 3/4 ; chez les femmes, 8, 10, 11 millimètres. »

Chez les enfants, la laryngotomie inter-crico-thyroïdienne n'est pas possible, il n'y a pas de place. Cependant M. Choukry pense qu'après 5 ans, elle serait possible, mais alors elle se ferait avec des canules trop petites pour assurer la respiration.

Mieux vaudrait ne pas la tenter et attendre l'âge de 12 à 13 ans.

Si je cite ces opinions, c'est comme confirmation des observations que j'ai faites en démontrant mon instrument ; bien des fois j'ai introduit dans l'espace crico-thyroïdien des canules de 8 à 10 millimètres sans inciser le cartilage cricoïde. Après tout, on entamerait le cricoïde, il n'y aurait pas de mal à cela. Nelaton ne le réséquait-il pas ?

Le 19 avril 1881, M. Richelot, agrégé à la Faculté de Paris, suppléant de M. le professeur Richet à l'Hôtel-Dieu, fit sur un homme de 60 ans une laryngotomie inter-crico-thyroïdienne dans laquelle il incisa le cartilage cricoïde, parce que l'espace crico-thyroïdien n'offrait pas une place suffisante ; il éprouva une grande difficulté pour introduire la canule à bec de Krishaber n° 5 (9 millimètres). Mais après cette section la canule pénétra sans encombre, et cependant le cricoïde était partiellement ossifié. M. Richelot ne voit aucun inconvénient à faire la section de ce cartilage toutes les fois qu'elle pourra faciliter l'introduction de la canule (*Union Médicale*, 1er juin 1882).

La Laryngotomie inter-crico-thyroïdienne se fait au bistouri, au thermo-cautère (Verneuil, Krishaber, Poinsot de Bordeaux) ou par un procédé mixte : Thermo-cautère pour diviser les tissus jusqu'à la membrane crico-thyroïdienne, et le bistouri pour ouvrir cette membrane. Quelque soit le procédé employé, le dilatateur si souvent difficile à appliquer, est remplacé par le porte-canule à embouts mobiles du docteur Péan (décrit et figuré, *Gazette des Hôpitaux*, 22 avril 1875) ou la canule à bec de Krishaber qui sont d'excellents instruments.

Dans un hôpital, dans une ville et dans toutes les conditions faciles où on trouve des aides, il peut être avantageux de se servir du thermo-cautère qui expose moins à l'hémorrhagie et à l'infection de la plaie, mais qui n'est certes pas un instrument de chirurgie expéditive. « C'est, en vérité, pousser trop loin l'amour du thermo-cautère, dit M. Richelot, que de le proposer pour une opération aussi simple. »

Mais quand on est seul, qu'on ne peut attendre des aides, qu'il y a nécessité pressante d'opérer, quand on n'a pas un thermo-cautère, mon trachéotome peut être très utile. Avec lui, on n'a pas besoin de la canule à bec de Krishaber.

Rien n'est facile, en effet, comme de le faire pénétrer dans l'espace crico-thyroïdien d'un adulte. C'est la partie la plus superficielle du canal respiratoire. C'est le seul cas et la seule partie dans laquelle on puisse s'en servir comme d'un véritable trocart, c'est-à-dire par ponction, mais toutefois après avoir sectionné la peau du cou avec le tranchant de l'instrument comme avec un bistouri; cela fait, on ponctionne les tissus sous-cutanés, on peut même forcer un peu l'instrument en l'introduisant, mais sans brusquerie et par un mouvement gradué; on n'a pas à craindre de toucher la trachée en arrière, car l'espace est large en ce point, et on est d'ailleurs averti qu'on y a pénétré. Alors, par un mouvement de relèvement de bas en haut du manche de l'instrument, on engage bien le bout de la canule, on laisse s'échapper la tige du Trachéotome et on enfonce la canule. Celle-ci, étant serrée dans son passage au milieu des tissus, les comprime de dedans en dehors, et le sang ne pénètre pas ou pénètre peu dans la trachée. Si on est gêné par le défaut d'espace, on coupe le cricoïde, comme je l'ai dit plus haut.

S'il survenait une hémorrhagie sérieuse, une fois la canule en place, il faudrait agrandir un peu la plaie avec un bistouri, afin de pouvoir y placer des pinces hémostatiques et pincer ou lier les vaisseaux qui donnent.

Cette complication est d'ailleurs fort rare. Erichsen qui a pratiqué souvent cette laryngotomie *avoue n'avoir jamais eu d'hémorrhagie à combattre.* Dans le cas où elle surviendrait, il conseille la compression ou la ligature.

J'emprunte à la thèse de M. H. de Launay la traduction de l'appréciation d'Erichsen sur la Laryngotomie inter-crico-thyroïdienne, c'est un véritable parallèle entre cette opération et la Trachéotomie :

« En comparant la Trachéotomie, telle qu'on la pratique ordinairement, avec la Laryngotomie, je pense que le chirurgien ne doit pas avoir le moindre doute à préférer recourir à cette dernière opération à cause de sa plus grande simplicité, de son innocuité et de la rapidité avec laquelle on parvient à l'exécuter. Dans tous les cas où l'obstruction ou la gêne de la respiration est produite par une inflammation du tissu aréolaire sous-muqueux, dépendant, soit d'une laryngite idiopathique ou érysipélateuse, de l'œdème du larynx ou d'une affection chronique du larynx, soit d'une irritation produite par l'eau bouillante ou les acides énergiques, le gonflement ne s'étend jamais au delà des vraies cordes vocales; d'où il résulte qu'une ouverture faite dans la membrane crico-thyroïdienne conduira toujours le chirurgien au dessous du siège de l'obstruction. Mais chez les enfants le larynx est si peu développé que la Trachéotomie reste la seule opération nécessaire. »

« La Laryngotomie est une opération beaucoup plus inoffensive que la Trachéotomie. A ce sujet, j'ai à peine besoin d'insister; un coup d'œil sur l'anatomie de la région en question suffit à confirmer cette opinion. La membrane crico-thyroïdienne est presque sous-cutanée, et aucun organe important ne peut être lésé par l'ouverture de cette membrane si l'on excepte la petite artère crico-thyroïdienne qui la croise *mais je n'ai jamais vu aucune complication en résulter.* »

« La trachée, au contraire, n'est pas seulement située profondément; elle est encore recouverte par un pléxus de vaisseaux sanguins qui, lorsqu'ils sont rendus turgides par l'état asphyxique qui existe lorsque une opération devient urgente, répandent une grande quantité de sang épais; complication qui embarrasse sérieusement et retarde le chirurgien à un moment où la vie du malade dépend de l'arrivée rapide de l'air dans les poumons. »

« La Larygotomie peut être opérée plus rapidement que la Trachéotomie, et je regarde cette qualité comme un inestimable avantage dans beaucoup de cas qui nécessitent une opération. *Quelques secondes de plus ou de moins suffisent pour faire pencher la balance du côté de la vie ou du côté de la mort.* »

On n'est pas plus partisan de la chirurgie expéditive que je préconise, en cas d'urgence.

« La rapidité avec laquelle l'obstruction laryngée, en partie mécanique, en partie spasmodique, se déclare, est quelquefois si grande, plus particulièrement lorsqu'il se produit une inflammation aiguë du larynx ou dans le cas d'affection chronique de cet organe, que la vie peut être éteinte avant que le chirurgien ait eu le temps d'ouvrir le canal aérifère, s'il essaie de le faire par la Trachéotomie. Dans les cas extrêmes, lorsque les poumons se sont lentement engorgés, l'action du cœur est déjà affaiblie, et un spasme soudain de la glotte mettra le malade dans l'impossibilité d'être arraché à la mort. Mais quoique la vie semble éteinte à ce moment, c'est un devoir impérieux pour le chirurgien que d'ouvrir une voie à l'air aussi rapidement que possible, et d'essayer, au moyen de la respiration artificielle, de *raviver l'étincelle qui pâlit (Flickering spark)*. Il est impossible d'avoir une plus grande satisfaction dans l'exercice de notre profession, ou d'être témoin d'un plus grand triomphe pour notre art, que d'arracher ainsi un malade d'entre les serres de la mort. »

Voilà certes un beau plaidoyer en faveur de la Laryngotomie inter-crico-thyroïdienne. Si je l'ai reproduit textuellement c'est pour ne pas en affaiblir l'éloquence.

Morell-Mackensi aussi exprime une opinion favorable à cette opération : page 750. « Elle est plus facile à pratiquer que la Trachéotomie et on n'a pas à redouter d'hémorrhagie. Au moment d'un danger immédiat, lorsque la suffocation est imminente et que le médecin se trouve *seul* en présence du malade, nous pensons donc qu'il devra recourir à la Laryngotomie inter-crico-thyroïdienne. »

Pour terminer ce sujet, passons rapidement en revue les opinions émises à la *Société de Chirurgie.*

D'après M. Després, la Laryngotomie inter-crico-thyroïdienne est une mauvaise opération (*Gazette des Hôpitaux*, 1881, page 122), parce que la canule entre à frottement dans le canal complet formé par le cartilage cricoïde, tout mouvement de la canule est arrêté par le frottement et chaque mouvement de déglutition renouvelle la douleur.

M. Verneuil (*Société de Chirurgie*, séance du 26 avril 1882), déclare que c'est une excellente opération, facile à faire, dépourvue des inconvénients et des dangers de la Trachéotomie. Dans une de ces charmantes causeries toujours si instructives de M. Verneuil, au lit de ses malades, j'ai saisi ces paroles du cher maître : « La Trachéotomie comporte deux éléments très dangereux : la maladie qui l'occasionne et l'opération. La Trachéotomie ordinaire est pleine de dangers, il faut donc trouver mieux. »

M. Farabeuf, à la *Société de Chirurgie*, exprime la même opinion que M. Verneuil.

M. Marc Sée a vu Krishaber pratiquer cette opération sur un malade de son service, à la *Maison Dubois*, l'opération a été faite avec la plus grande facilité. Le malade est revenu voir M. Sée un an après, il portait encore sa canule, mangeait et parlait très bien, sans être aucunement gêné par les frottements dont a parlé M. Desprès.

M. Sée a pratiqué lui-même deux fois cette opération ; la seconde fois il a eu quelques difficultés à introduire la canule ; il s'agissait d'un énorme goitre suffocant et le cartilage cricoïde était ossifié. Le résultat de ses expériences est que la Laryngotomie inter-crico-thyroïdienne est une excellente opération qui mérite d'être généralisée.

L'opinion de M. Lannelongue donne encore bien plus de poids à la défense de la thèse que je soutiens en faveur de cette opération. M. Lannelongue l'a pratiquée dans un cas de croup et a obtenu un très bon résultat, puisque l'enfant a parfaitement guéri. Or, il ne fait jamais la Trachéotomie sans une grande crainte.

« Il faut voir, dit-il, dans les salles d'autopsie, les résultats de la Trachéotomie dans le cas de croup : la trachée ouverte, tantôt en avant, tantôt sur le côté, tantôt en arrière, l'œsophage souvent ouvert, des déchirures de tous les côtés, le tronc Brachio-céphalique lui-même constamment menacé. Il faut bien le dire : *ce n'est pas toujours le croup qui tue, c'est souvent aussi le manuel opératoire de la Trachéotomie.* »

En somme, dit M. Lannelongue, les difficultés inhérentes à la Trachéotomie sont telles qu'il y a lieu de chercher s'il n'y a pas mieux à faire. La Laryngotomie inter-crico-thyroïdienne constitue donc un réel progrès.

M. Nicaise la considère aussi comme une opération simple et facile qui mérite d'entrer dans le domaine chirurgical.

A la séance du 24 mars 1886 de la *Société de Chirurgie*, M. Richelot fait une très intéressante communication sur la Laryngotomie inter-crico-thyroïdienne chez l'adulte et établit les avantages de cette opération sur la Trachéotomie. Il l'a pratiquée cinq fois; j'ai déjà signalé plus haut sa 1re opération. Le second fait a trait à un homme de 52 ans, atteint de cancer du pharynx ; opération facile, canule parfaitement tolérée. Six semaines après, asphyxie, compression de la trachée par des masses ganglionnaires. Le troisième fait se rapporte à un homme de 58 ans ; l'incision du cricoïde fut nécessaire pour introduire la canule, la tête n'ayant pas été suffisamment défléchie. Si, pour une raison quelconque, on ne peut pas défléchir suffisamment la tête, on a la ressource de l'incision du cricoïde. Dans le quatrième fait il s'agissait d'un rétrécissement syphilitique du larynx. M. Richelot a eu l'obligeance de me montrer ce malade à l'hôpital Saint-Louis; il respirait très bien avec sa canule de 10 millimètres (numéro 2 de Charrière). Dans ce cas la tête fut défléchie et une simple ponction de la membrane crico-thyroïdienne suffit pour introduire la canule... 18 mois plus tard cette canule était encore parfaitement tolérée. Le cinquième fait était un cancer de la base de la langue envahissant le larynx ; l'opération fut pratiquée avec précision. Ici la tolérance de la canule dura 80 jours. Le malade mourut de son cancer.

M. Richelot se sert du bistouri et n'est pas partisan du thermo-cautère pour la Laryngotomie inter-crico-thyroïdienne. Il fait une courte incision à la peau, il n'est pas besoin d'écarteurs ni de pinces hémostatiques, sauf dans quelques cas particuliers. Il faut recourir à la canule à bec de Krishaber. La canule de 10 millimètres de diamètre est parfaitement suffisante pour assurer la respiration chez l'adulte. L'incision du cricoïde n'est pas nécessaire sauf dans quelques cas ; elle n'a d'ailleurs aucun inconvénient contrairement à ce que dit M. Després, la canule dans l'espace crico-thyroïdien jouit d'une mobilité très suffisante. M. Després a également parlé de l'intolérance de la canule ; ces faits ont répondu à cette objection, etc,

M. Richelot conclut en disant que la Trachéotomie, chez l'adulte, est une imprudence, et qu'il faut, chaque fois que cela est possible, lui préférer la Laryngotomie inter-crico-thyroïdienne. M. Verneuil appuie de toute son autorité cette conclusion, mais, selon lui, l'addition du thermo-cautère est très utile.

Avec des canules de 9 à 10 millimètres on évitera la fracture du cricoïde qui s'est produite une fois avec une canule de 12 millimètres (cas de M. Gosselin).

Je joins ma faible voix à ce concert d'éloges en faveur de la Laryngotomie inter-crico-thyroïdienne. C'est une question que j'étudie depuis plusieurs années, et bien que je n'aie ni l'expérience, ni l'habileté des chirurgiens distingués que je viens de citer, je ne cesse de répéter aux médecins à qui je démontre mon Trachéotome : *c'est en pénétrant dans l'espace crico-thyroïdien, et au besoin en coupant le cricoïde, si l'instrument ne passe pas, que vous arriverez le plus facilement et le plus rapidement à introduire, dans le conduit respiratoire de l'adulte, une canule d'un diamètre suffisant pour assurer une libre respiration.*

Bien des fois j'ai prouvé combien il est facile de faire cette opération avec mon Trachéotome. Mais chez l'enfant il y a si peu d'espace entre le thyroïde et le cricoïde et l'anneau cricoïdien est lui-même si étroit qu'il faut de toute nécessité couper avec le cricoïde un ou deux anneaux de la trachée pour avoir un espace suffisant pour l'introduction d'une canule convenable. On ne peut donc faire chez l'enfant que la Laryngo-Trachéotomie.

———

§ II.

Opération au-dessous de l'espace crico-thyroïdien
(Crico-Trachéotomie et Trachéotomie supérieure).

—

PROCÉDÉ OPÉRATOIRE AVEC MON TRACHÉOTOME PORTE-CANULE

INDICATIONS ET CONTRE-INDICATIONS

Avant de décrire mon procédé opératoire il me semble utile de rappeler sommairement les indications et les contre-indications de la Trachéotomie dans le croup ; c'est M. Archambault qui me paraît les avoir le mieux exposées. (Archambault — *Leçons cliniques* — Praticien 1884, page 224).

« C'est l'asphyxie par le larynx qui est la véritable indication de la Trachéotomie, car tout autre obstacle à l'hématose qui n'a point pour cause l'occlusion du larynx ne saurait être levé par l'opération. »

Archambault divise la marche du croup depuis les premiers linéaments symptomatiques jusqu'au moment où l'asphyxie fait craindre la mort à courte échéance, en trois phases :

1re *Période.* — Modification de la voix et de la toux, sans gêne notable à la sortie et à l'entrée de l'air.

2e *Période.* — Gêne respiratoire évidente surtout à l'inspiration et généralement des accès de suffocation.

6

3e *Période.* — C'est la période asphyxique.

Personne n'a l'idée d'opérer à la première période, car la maladie peut guérir spontanément ou par le traitement.

A la 2e période, l'idée de la Trachéotomie naît et s'impose d'une manière déjà pressante. Mais elle est hâtive.

Quand Trousseau la pratiquait *le plus tard possible*, la Trachéotomie était dans ses mains une arme infidèle. Il compta de nombreux succès quand il la pratiqua *le plus tôt possible*.

Millard recommande la Trachéotomie à la 2e période, c'est-à-dire quand il y a des accès de suffocation produisant une asphyxie momentanée, et dans leur intervalle, une dypnée plus ou moins forte.

Trousseau ne croyait pas qu'à cette 2e période la maladie pût céder aux moyens médicaux et considérait la temporisation comme du temps perdu.

« Vous verrez, dit Archambault, trop rarement, il est vrai, mais vous verrez des enfants qui ont eu un ou deux accès de suffocation, guérir sans opération, soit qu'alors le spasme laryngé ait joué le rôle principal, soit que la pseudo-membrane se soit détruite ou ait été rejetée. »

La Trachéotomie doit être pratiquée à la fin de la 2e période.

L'anesthésie cutanée ne doit pas être considérée comme indiquant le moment d'intervenir, car il peut y avoir longtemps que l'asphyxie est commencée avant que l'anesthésie soit produite.

L'infection diphthéritique est considérée par Archambault comme une contre-indication formelle, si l'enfant est au-dessous de 3 ans, (adénite énorme, coryza couenneux, diphthérie cutanée, etc).

La Bronchite pseudo-membraneuse n'est pas une contre-indication formelle à moins de signes d'infection caractérisés. On n'est sûr de cette Bronchite que lorsque le malade expulse un arbre pseudo-membraneux allant jusqu'aux petites divisions des bronches.

La Broncho-pneumonie qui existe au moment où on pratique la Trachéotomie est toujours mortelle ; celle qui suit de près l'opération l'est le plus souvent, et les chances de guérison sont d'autant plus grandes que l'apparition de cette complication est plus tardive. La prise d'air à travers la canule est propre à favoriser l'éclosion d'une pneumonie, ou à l'aggraver si elle existe déjà.

Des enfants opérés du croup au cours de la coqueluche ont pu guérir parfaitement. Millard cite 3 exemples et Sanné 3.

L'Albuminurie est un très mauvais signe ; elle indique une intoxication profonde ; elle n'est pourtant pas une contre-indication, on a vu beaucoup d'enfants présentant ce symptôme guérir parfaitement. Si elle diminue après l'opération, c'est bon signe.

Après la Rougeole les succès sont très rares. Presque tous les enfants meurent qu'on opère ou qu'on n'opère pas ; de même pour la Scarlatine.

Autrefois, le *jeune âge* était considéré comme une

contre-indication, on n'opérait pas au-dessous de deux ans. Comme on a obtenu de nombreux succès avant l'âge de deux ans, on opère aujourd'hui à un âge plus tendre, mais évidemment avec moins de chances de succès. Parmi les observations de malades opérés avec mon Trachéotome se trouve un enfant de 14 mois que mon ami le docteur Maréchal de Brest a sauvé, mais non sans peine, par ses soins habiles et persévérants.

Scoutteten, dit-on, a réussi *sur son enfant* âgé de six mois. Ce chirurgien n'est pas le seul qui ait eu le courage stoïque d'opérer son propre enfant. Le docteur Cras de Brest a trachéotomisé lui-même un de ses enfants et a eu le bonheur de le sauver. Il le méritait bien ! car il faut être doué d'une fameuse dose de sang-froid, de fermeté et de courage pour ouvrir la gorge de son enfant ; aussi ces hardis confrères trouveront-ils plus d'admirateurs que d'imitateurs !

Emploierons-nous l'anesthésie dans la Trachéotomie ?

Peu employée en France, l'anesthésie est de pratique courante en Angleterre, en Amérique et en Allemagne ? Nous ne la repoussons pas absolument, car il peut se présenter des circonstances où elle peut être nécessaire ; mais comme nous sommes convaincu qu'elle offre plus d'inconvénients que d'avantages et qu'il suffit pour nous qu'elle présente le moindre danger, pour que nous nous abstenions de nous en servir. Nous craignons particulièrement que, sous son influence, les réflèxes ne soient supprimés, et que le malade ne puisse faire ces efforts d'expiration si salutaires quand il faut qu'il se débarrasse du sang, du mucus et des fausses membranes. Morell Mackensie a vu deux fois la suffocation se produire pendant le sommeil chloroformique et les malades succomber. Après tout, qu'est-ce qu'on demande au chloroforme dans cette opération ? C'est surtout la suppression de la sensibilité cutanée, eh bien! alors pourquoi ne pas faire simplement de l'anesthésie locale qui est sans danger. Les moyens ne manquent pas : on peut employer l'évaporation d'éther, les mélanges refrigérants, la cocaïne en injection hypodermique donnée avec prudence, peut-être le stypage au chlorure de Méthyle (*Méthode* du docteur Bailly, de Chambly (Oise), si toutefois il est démontré par l'expérience que ce moyen nouveau est inoffensif. D'ailleurs, au moment de l'opération, la sensibilité est ordinairement si émoussée et l'opération est si courte qu'il est inutile de recourir à l'anesthésie générale ou locale.

Cette question si controversée de l'anesthésie dans la Trachéotomie a été bien étudiée par MM. Broca et Hartman (*Revue de Chirurgie*, mai 1887, p. 400), et par M. Pichevin, Interne des Hôpitaux, dans deux excellents articles de la *Gazette des Hôpitaux*, 1887, numéros 69 et 70.

PRÉLIMINAIRES ET PRÉPARATIFS DE L'OPÉRATION

Un bon conseil de M. de Saint-Germain. — « On vient vous chercher pour un croup, n'hésitez pas à vous déranger et sur le champ, que vous soyez appelés directement par les parents de l'enfant malade ou que vous soyez mandés par un confrère et n'oubliez jamais d'emporter avec vous les instruments nécessaires à la Trachéotomie. »

INSTRUMENTS. — Bien que mon Trachéotome porte-canule soit un instrument complet qui suffit à la Trachéotomie, comme il peut survenir dans le cours d'une opération, qui a tant d'imprévu, des circonstances qui obligent à se servir de plusieurs instruments, je porte toujours avec moi une boîte toujours prête contenant : un bon petit bistouri droit, un bistouri boutonné, 2 écarteurs (petit modèle), 2 pinces hémostatiques de Péan, une pince à fausses membranes, un dilatateur à 2 ou 3 branches (je préfère le dilatateur à 2 branches), une canule de rechange. — La canule du Trachéotome doit rester en place 24 à 36 heures jusqu'à ce que la plaie soit bien tubulée, si on veut la remplacer par une autre, on se servira avantageusement de la canule mobile de Luër. J'ai soin de garnir la face de la plaque de la canule de mon Trachéotome qui correspond à la plaie d'une petite pièce de protective qui la déborde un peu ou d'un morceau d'amadou. Quant aux rubans, comme ils peuvent gêner la manœuvre du Trachéotome pendant l'opération, ils ne sont mis que lorsque la canule est à sa place dans la trachée. A ces instruments j'ajoute : une pièce de mousseline, quelques fils à ligature, 2 mètres de rubans de fil, 2 petites éponges ou mieux des boulettes d'ouate hydrophile, des plumes de poulet, de pigeon. J'ai toujours soin de m'assurer que ces dernières sont en bon état et qu'elles n'ont pas été entamées par les mites, afin qu'aucune barbe de plume ne reste dans la trachée ou dans la canule. Je les trouve précieuses pour le nettoyage de la canule et surtout pour aller pêcher des fausses membranes profondément engagées dans la trachée ; celles-ci s'attachent aux barbes, on imprime à la plume deux ou trois mouvements de rotation sur elle-même et on attire souvent à l'extérieur des lambeaux considérables de fausses membranes. Les plumes dont je me sers sont de moyenne dimension, elles n'apportent pas une grande gêne à la respiration et elles ont l'avantage d'exciter la muqueuse de la trachée et de provoquer une toux expultrice favorable. Enfin il ne faut pas oublier de faire préparer de l'eau chaude et de l'eau froide pour nettoyer l'opéré et du linge de rechange.

TABLE. — COUSSIN. — ECLAIRAGE. — La chambre devra être assez spacieuse, bien éclairée et facile à chauffer parce qu'il faudra y entretenir longtemps une température égale et douce de 16º à 18º la nuit comme le jour.

Jamais il ne faut opérer un enfant dans son lit. Il faut l'opérer sur une table.

La table ne sera pas trop haute, elle sera de moyenne dimension, rectangulaire, pas ronde ou si elle est ronde il faut que les côtés s'abattent ; pour les tout petits enfants, une table à jeu fermée peut servir. Il faut que l'aide de la tête et l'aide des pieds puissent facilement atteindre les parties qu'ils doivent immobiliser.

On mettra sur la table le petit matelas du lit de l'enfant. S'il est trop mou on pourra se contenter de recouvrir la table d'une ou de deux couvertures de lit pliées en plusieurs doubles ou d'un tapis ; on placera par dessus une toile cirée et un drap de lit.

Le chirurgien doit lui-même faire le *coussin* dur, connu sous le nom de coussin d'Archambault, destiné à placer le cou de l'opéré dans une extension convenable. Je me sers ordinairement d'une bouteille de grès longue et étroite, dite bouteille à bière. J'enroule autour de cette bouteille le petit oreiller du lit de l'enfant, ou à défaut un drap de lit et je ficelle le tout solidement. On peut également se servir d'une bûche de bois arrondie qu'on enveloppe de plusieurs tours d'un drap de lit.

Ce coussin doit être placé sous les épaules de l'opéré.

A moins d'extrême urgence, on n'opérera que le jour. Mieux vaut, dit M. Sanné, avancer un peu l'heure que d'attendre la nuit.

Si on opère le jour on portera la table près d'une fenêtre bien éclairée de manière que les pieds de l'enfant regardent la fenêtre et que le cou soit bien éclairé.

Si vous opérez la nuit, ne vous servez pas, dit M. de Saint-Germain, de lampes astrales, dites *suspensions* ; ou la suspension est trop élevée et la lumière fait défaut, ou elle est à hauteur convenable et le chirurgien et ses aides se heurtent à chaque instant contre elle. Exagérez l'éclairage, allumez sur la cheminée voisine ou sur un meuble suffisamment élevé tout ce que vous trouverez dans la maison de bougies ou de chandelles, obtenez une *véritable illumination*. Défiez-vous surtout d'un éclairage unique, si intense qu'il soit, surtout s'il est mobile et confié à un aide. »

Prenez, dit M. Sanné, le vulgaire *rat de cave* de gros modèle, c'est le meilleur mode d'éclairage. Il donne assez de lumière, ne coule pas, on l'approche de la plaie autant qu'on veut. S'il vient à s'éteindre, une bougie allumée mise à portée permet de le rallumer.

AIDES. — Deux aides sont absolument nécessaires pour immobiliser l'enfant. Il faut refuser les parents. L'expérience m'a enseigné qu'on ne peut pas compter sur les femmes ; l'émotion les gagne et elles lâchent tout.

Un des aides est chargé de maintenir la tête bien fixe et bien droite, pour que la ligne médiane du cou soit bien dans la ligne médiane du corps.

Un deuxième aide est chargé des membres inférieurs et des membres supérieurs. Il peut, pour plus de sûreté, lier les jambes avec une serviette ; il passe les bras sous la couverture et saisit solidement les mains du patient qu'il ramène le long du corps ; il immobilise ainsi bras et jambes en même temps.

Je prends généralement pour troisième aide le médecin qui m'appelle pour opérer. Je le place en face de moi, par conséquent à la gauche de l'opéré. Il éponge le sang avant l'ouverture de la trachée ; s'il survient une hémorrhagie il pince le vaisseau qui donne du sang, de sorte que l'opérateur n'a pas besoin d'abandonner la fixation du larynx et ne perd pas la ligne médiane de vue et n'a à s'occuper que de son opération.

Les deux premiers aides n'ont pas à se mêler de l'opération ; assis sur des chaises à chaque bout de la table, ils peuvent ne rien voir tout en immobilisant l'opéré.

Un autre aide est nécessaire pour éclairer l'opérateur, si on opère la nuit.

On priera les parents et les amis de se retirer. Il ne doit y avoir dans la chambre où on opère que le chirurgien et ses aides.

Avant d'éloigner la famille il faut la prévenir que l'opération est très grave et qu'il peut survenir des incidents mortels pendant qu'on la pratique, mais que, dans le cas présent, on a bon espoir que tout marchera bien.

L'enfant sera complètement dépouillé de ses vêtements et enveloppé de suite dans une chaude couverture de laine qui passera par dessus les membres supérieurs. Pour mieux assurer l'immobilisation de ces membres le long du corps, je place par dessus la couverture, au niveau des coudes, une serviette qui applique les coudes au corps, sans exercer de pression sur la cage thoracique, afin de n'apporter aucune gêne à la respiration.

Les journaux de médecine ont relaté, il y a quelques années, le fait malheureux d'un médecin distingué de la marine, M. le professeur D..., qui fut victime de l'omission de la précaution d'immobiliser les membres supérieurs. Une jeune fille de 14 à 15 ans qu'il opérait de la Trachéotomie put saisir un bistouri placé sur un meuble voisin et lui fit une énorme balafre au visage et lésa une artère qu'il fallut lier.

Comme l'emploi des antiseptiques constitue pour moi la base du traitement et de la prophylaxie de la diphthérie, je fais établir aussitôt que possible l'excellent système de vaporisations phéniquées du docteur Renou (de Saumur), afin que l'opération se fasse dans une atmosphère antiseptique.

Le cou de l'enfant est lavé avec une solution antiseptique et séché rapidement.

C'est le chirurgien lui-même qui porte l'enfant sur la table d'opération, et il doit veiller, d'après le conseil de Holmes, à ce que le bord de la table soit parallèle à la direction de l'enfant, afin d'éviter une cause d'erreur sur le siège de la ligne médiane de ce dernier.

Le chirurgien se place à droite, ses instruments sont à la portée de sa main.

Avant de mettre l'opéré en bonne position pour l'opération, c'est-à-dire, allongé, le cou tendu, position bien gênante pour la respiration, le chirurgien prendra ses repères, les marquera et fixera le larynx.

Repères. — A l'occasion de la Laryngotomie inter-crico-thyroïdienne, j'ai parlé des saillies et dépressions de la région antérieure du cou et de la nécessité de palper cette région avec attention pour s'assurer s'il n'y a pas quelque anomalie artérielle dans le champ opératoire. Je n'y reviens pas.

Qu'on explore la ligne médiane du cou de haut en bas, ou de bas en haut, on trouve toujours, au dessous du cartilage thyroïde, la *dépression crico-thyroïdienne*. C'est le seul point de repère essentiel.

TRACÉ DE LA LIGNE MÉDIANE. — Je marque un trait à l'encre bien exactement sur la ligne médiane. Il commence un peu au-dessus du bord inférieur du cartillage thyroïde et descend jusqu'au milieu du creux sus-sternal.

C'est sur cette ligne que se fait l'incision. Comme il peut survenir un incident imprévu qui m'oblige à cesser la fixation du larynx, grâce à ce trait, je puis replacer la plaie de l'opéré dans l'allignement médian, si elle s'en écarte ; j'échappe aussi peut-être à cette tendance instinctive que l'on a à incliner l'incision vers la droite, puisque j'ai toujours pour me guider le trait droit qui se trouve au-dessus et au-dessous de mon incision. Si ce trait s'efface, il reste toujours l'ongle de l'index gauche de l'opérateur qui indiquera le milieu de l'espace crico-thyroïdien.

FIXATION DU LARYNX. — Avant de tenter la Trachéotomie par mon procédé, il faut savoir faire saillir le larynx en avant et le bien immobiliser sur la ligne médiane. Si on ne sait pas bien fixer le larynx avec les doigts, il ne faut pas chercher à se servir de mon Trachéotome ; on ne fera que cette mauvaise besogne dont parle M. Lannelongue : on courra le danger, en s'écartant de la ligne médiane, de se fourvoyer sur les côtés de la trachée, d'enfoncer l'instrument dans le tissu cellulaire prétrachéal et peut-être de blesser des organes importants. Il n'est pas, en chirurgie, d'opération, quelque simple qu'elle soit, qui ne nécessite, pour être bien faite, un certain exercice préalable. On s'exerce bien à faire la saignée et d'autres petites opérations sur le cadavre, on devrait bien s'exercer à faire la Trachéotomie, quelle que soit la méthode qu'on adopte. Je demande à ceux qui me feront l'honneur de se servir de mon Trachéotome, à s'exercer préalablement sur le cadavre.

« Si quelqu'un me lit, dit M. Farabeuf, p. 874, de son *Manuel Opératoire*, je souhaite qu'il m'accorde quelque crédit, je souhaite qu'il consente à s'exercer, aussi souvent qu'il le pourra, à la Trachéotomie cadavérique, etc. »

Je déclare que, lorsqu'on sait bien fixer un larynx, on pénètre dans la trachée sans difficulté avec mon instrument, soit au-dessus, soit au-dessous du cartilage cricoïde.

Quand, la tête étant dans l'extension, le larynx est saillant et bien immobilisé, c'est la partie correspondant au cricoïde et aux premiers anneaux de la trachée qui est la plus superficielle ; c'est elle qui se présente pour ainsi dire d'elle-même à l'instrument tranchant, c'est elle que je conseille d'inciser, parce qu'elle est la plus facile à atteindre, parce qu'elle est la moins vasculaire, et parce que, en incisant au-dessous de l'espace crico-thyroïdien, on est sûr d'éviter la lésion de la petite artère crico-thyroïdienne. Comme je l'ai dit plus haut, il peut se faire que le cricoïde échappe à la section de l'instrument, tant il est étroit chez l'enfant, mais alors la section porte sur les premiers anneaux de la trachée, qui sont encore superficiels et l'opération est facile. Voilà pourquoi je confonds en une seule opération la Crico-trachéotomie et la Trachéotomie.

La main gauche de l'opérateur fixe donc le larynx, aussi bas que possible, de manière à bien immobiliser la région sur laquelle on opère, et aussi pour soutenir l'origine de la trachée qui aurait une certaine tendance à se laisser affaisser sous la pression de l'instrument.

La main gauche ne bougera plus jusqu'à ce que la canule soit en place.

COMMENT FIXE-T-ON LE LARYNX? — Pour fixer le larynx, l'opérateur étant à droite, le pouce de la main gauche d'un côté, le médius et l'annulaire de l'autre côté, pressent sur la partie la plus reculée du larynx de manière à le porter en avant, sans l'aplatir d'un côté à l'autre « non pas comme le dit
» si bien M. de Saint-Germain, par un mouvement
» de pincement et d'écrasement, mais comme si
» vous vouliez l'énucléer, pour ainsi dire, le faire
» saillir en avant, en cherchant à faire rejoindre le
» bout de vos doigts en arrière de lui. De cette
» manière vous amenez le larynx et la trachée au
» devant de l'instrument tranchant, et vous évitez
» l'aplatissement de la trachée qui aurait lieu

» infailliblement si vous vous borniez à le fixer par
» une pression directe. »

Cela fait, votre index gauche resté libre sent la dépression crico-thyroïdienne, et l'œil voit une dépression transversale, *un pli rentrant de la peau*, suivant l'expression de M. de Saint-Germain, correspondant à la membrane crico-thyroïdienne.

Le larynx est fixé, l'index gauche indique le point de repère. L'aide de la tête s'est bien assuré que le coussin est bien placé sous les épaules ; il met alors la tête du patient dans une position telle que le cou soit convenablement tendu mais sans exagération, et la maintient bien fixe et bien droite.

MANUEL OPÉRATOIRE

1º Incision de la peau. — Le chirurgien, après s'être préalablement assuré que le Trachéotome coupe bien, glisse bien dans la canule et bascule facilement (on peut le graisser avec de la vaseline boriquée) le chirurgien tient l'instrument de la main droite, à pleine main, de manière que le manche appuie contre la face palmaire de cette main ; l'index est étendu sur la convexité de la canule et limite la partie pénétrante de l'instrument le médius et le pouce appuient le pavillon de la canule contre le bourrelet du Trachéotome.

Quand on se sert du Trachéotome automobile, c'est-à-dire qui bascule par son propre poids, il faut bien veiller à ce que le pavillon de la canule appuie bien contre le bourrelet, afin que la canule ne se

sépare pas du Trachéotome avant le moment opportun.

Par la fixation du larynx d'une part, et par
l'extension de la tête d'une autre part, la peau du
cou est parfaitement tendue. Le bout de l'index de
la main gauche appuie contre l'espace crico-thyroïdien, présentant le dos de l'ongle en avant, tout-à-
fait sur la ligne médiane, alors le Trachéotome
étant tenu, comme je viens de le dire, la convexité
du poinçon tranchant est adossée à l'ongle de
l'index, et on fait de *haut en bas*, bien exactement
sur la ligne médiane, une incision d'un centimètre et demi, deux centimètres, deux centimètres
et demi suivant la dimension de la canule à introduire.

Par suite de la pression des doigts de la main
gauche qui fixent le larynx et le poussent pour
ainsi dire en avant, l'incision baillera et saignera
peu.

Il ne faut pas que cette incision de la peau soit
faite avec trop de parcimonie, car elle tend toujours
à se rétrécir, et, quand plus tard il faudra retirer
la canule pour la remplacer par une autre, on ne
sera pas gêné par une ouverture de peau trop étroite.

Je considère cette incision isolée de la peau
comme indispensable. En effet, la peau a une
densité, une élasticité, une résistance à part qu'il
faut vaincre d'abord, avant de chercher à aller plus
loin.

Je n'ai jamais dit, ni écrit que l'on pût entrer
d'emblée et *d'un seul coup* dans la trachée avec mon

instrument. Au contraire, j'ai toujours recommandé de se *hâter lentement* (qu'on me passe cette expression) et de manœuvrer avec douceur et prudence, car on n'enfonce pas un instrument dans une trachée comme un trocart dans le ventre d'un hydropique.

On peut aussi, si on le préfère, faire l'incision de la peau avec un petit bistouri, mais c'est inutile. Mon Trachéotome suffit à toute l'opération.

2° INCISION DES TISSUS SOUS-CUTANÉS. — La peau est incisée; sans désemparer on coupe doucement et sans trop se presser les tissus prétrachéaux, *par un mouvement de va-et-vient de haut en bas et de bas en haut.* On promène ainsi la pointe tranchante du Trachéotome, dans toute la longueur de la plaie cutanée, une fois, deux fois, trois fois, s'il le faut, généralement après le 2° mouvement de va-et-vient, *on sent la résistance de la trachée,* je dis *on sent,* car le plus souvent on ne la voit pas, elle est masquée et par un peu de sang et par l'instrument.

La plaie saigne peu ou beaucoup; s'il ne s'écoule qu'une faible quantité de sang, ce qui est la règle, on continue l'opération sans s'en préoccuper. S'il s'écoule beaucoup de sang, il ne faut pas ouvrir la trachée sans l'avoir arrêté.

Ordinairement je fais donner un petit coup d'éponge sur la plaie par l'aide qui est en face avant de ponctionner la trachée.

3° OUVERTURE DE LA TRACHÉE. — On sent donc

7

que la trachée est découverte. Alors par un mouvement de ponction, sans brusquerie ou plutôt par une pression modérée de la pointe du Trachéotome on sent que la résistance de la trachée est vaincue ; on *sent le vide*, le *sifflement* de l'air se produit et par la plaie de la trachée et par l'avertisseur du Trachéotome. On coupe de suite, en sciant, le cricoïde (s'il se présente sous le tranchant) et deux ou trois anneaux de la trachée. Comme il est difficile de savoir avec précision combien on coupe d'anneaux, je ferai mieux de dire simplement, on fait à la trachée une *ouverture suffisante* pour que le Trachéotome y pénètre facilement, et on a soin de ne pas enfoncer assez sa pointe pour qu'elle aille rencontrer la paroi postérieure qu'il faut toujours éviter.

J'ai dit plus haut que le dos mousse du poinçon est appuyé contre l'ongle de l'index gauche ; par suite de la convexité de ce poinçon, la pointe tranchante s'écarte un peu de l'ongle, c'est ce qui explique pourquoi le cricoïde, chez l'enfant, échappe le plus souvent à la section de l'instrument, et pourquoi je fais plutôt la Trachéotomie supérieure que la *Crico-Trachéotomie*.

4° Introduction de la canule. — Le bout du Trachéotome est dans la trachée, il faut maintenant y engager le bout de la canule.

Cet engagement se produit en enfonçant un peu le Trachéotome et en lui imprimant un léger mouvement de bascule en vertu duquel le manche est porté en haut vers le menton de l'opéré et le poinçon vient se placer dans l'axe de la trachée et peut même, sans le moindre danger, s'appuyer sur la paroi postérieure de cette trachée à laquelle il présente une surface mousse.

La canule n'est qu'engagée, il faut l'enfoncer dans la trachée. Pour cela, vous faites redresser le patient sur son lit, vous cessez de maintenir le manche du Trachéotome appuyé contre la paume de la main, mais ne lâchez pas la canule ; le manche du Trachéotome étant libre va entrainer par son propre poids la tige qui occupait la canule. L'instrument se sépare de la canule par un mouvement de bascule inverse de celui qui a servi à engager le bout de la canule dans la trachée c'est-à-dire que le manche se porte en bas vers le sternum.

Vous enfoncez votre canule *à bloc* de votre main droite. La fixation du larynx n'étant plus nécessaire votre main gauche devient libre. Veillez avec soin à bien tenir la canule afin qu'elle ne soit pas chassée dans un effort de toux, passez les lacets dans les anneaux de la canule et nouez solidement, non pas en arrière du cou, mais sur un des côtés ; faites des nœuds plutôt que des rosettes, qu'un enfant peut défaire avec les doigts.

Soins immédiats. — Laissez l'opéré assis sur la table d'opération, surveillez sa respiration ; faites rapidement sa toilette. Tout va bien, la respiration est bonne, la plaie ne saigne pas ; l'enfant semble ressuscité ! Portez-le à son lit préalablement bien chauffé — placez la canule interne — enlevez rapidement toutes traces de l'opération et alors appelez les parents et, s'il le faut, modérez leur enthousiasme ; dites-leur que l'opération a bien réussi, mais que la maladie continue ; placez au devant de la canule la cravate de mousseline de Trousseau qui tamise l'air, arrête les corps étrangers et entretient, à l'entrée de la canule, une couche d'air à température constante et un certain degré d'humidité, faites boire à l'opéré un liquide chaud stimulant.

Mais ce n'est pas tout que de donner accès à l'air par l'introduction d'une canule, il faut entretenir la perméabilité de cette canule. La vie de l'enfant est désormais entre les mains des personnes chargées de le veiller. Il faut leur recommander une surveillance attentive et de tous les moments. Il faut leur montrer comment on retire et on replace la canule interne, comment on met le verrou. On prendra, de préférence aux parents, un garde malade de profession ou une religieuse habituée aux soins à donner aux opérés de la Trachéotomie.

La canule interne sera enlevée et nettoyée au moins toutes les deux heures, plus souvent s'il le faut. On se servira de petits écouvillons de fumeurs ou mieux de plumes de poulet. On n'oubliera pas de mettre le verrou sur la canule interne.

L'appartement, *nuit et jour*, sera chauffé à 16° ou 17°, au moins. On fera des vaporisations phéniquées d'après la méthode de M. Renou, « de manière que le malade trouve, dans son milieu aérien, la chaleur, la vapeur et l'antisepsie. »

Le plus souvent l'enfant tombe de sommeil et de fatigue. Faut-il le laisser dormir ? Oui, suivant quelques médecins ; non, suivant M. J. Simon, qui recommande de le tenir en éveil pendant deux heures après l'opération. Il faut, dit-il, lui parler et l'exciter par l'alcool et le café.

Mais la canule n'est pas obstruée, et pourtant l'enfant respire mal, bientôt le tirage se produit, on entend comme un bruit de clapet, de drapeau, c'est sans doute une fausse membrane qui fait soupape au bout de la canule : titillez la trachée avec une barbe de plume ; retirez, s'il le faut la canule ; allez à la recherche de la fausse membrane avec la pince dite à fausses membranes et mieux avec la simple plume de poulet que vous enfoncez dans la trachée et que vous tournez deux ou trois fois sur elle-même. Il est rare qu'elle n'amène pas quelque fausse membrane.

Ne promettez rien avant le quatrième jour.

Alimentez l'enfant de gré ou de force. C'est de la plus haute importance ; MM. de Saint-Germain et Labric recommandent de donner du vin, même avec excès. Flattez les goûts de l'enfant, tâchez qu'il prenne beaucoup de lait et des potages ; s'il repousse les aliments avec obstination, ne comptez pas sur les lavements alimentaires qu'il ne garde pas et n'hésitez pas à employer le *gavage* qui a donné des succès à M. de Saint-Germain dans des situations désespérées. Il se fait avec une sonde rouge en caoutchouc que l'on introduit par une des fosses nasales, et, à l'aide de cette sonde on injecte dans l'estomac des doses progressivement croissantes de vin, de bouillon et de lait.

La canule externe doit être enlevée temporairement, au bout de 24 à 36 heures ; j'attends habituellement 36 heures pour être plus sûr de trouver une plaie bien tubulée dans laquelle on pourra, sans dilatateur, faire rentrer facilement la canule. On fait la toilette de la plaie avec une solution antiseptique.

La canule externe sera enlevée dans deux circonstances, d'après le conseil de M. de Saint-Germain. « Si la respiration est régulière et silencieuse, on enlève la canule pour essayer la tolérance de l'enfant, pour éviter l'inflammation consécutive de la trachée et laisser reposer la plaie ; si la respiration est anxieuse ou bruyante, alors même que la canule est nettoyée et qu'on ne peut obtenir de toux expulsive, l'enlèvement de la canule aura un effet excitant très marqué et permettra l'issue des fausses membranes, qu'on pourra, au besoin, aider par l'écartement des bords de la plaie au moyen du dilatateur. »

« Toutes les fois que vous aurez à réintroduire la canule, ayez soin que l'enfant soit solidement maintenu, la tête droite et dans une extension modérée, de façon que les lèvres de la plaie restent parallèles dans toute leur épaisseur et que vous en aperceviez le fond. Employez toujours le procédé du demi-tour de maître, qui vous évitera toute espèce de tâtonnements et le décollement des différents plans que vous traversez. »

Le retrait définitif de la canule échappe à toute règle fixe, il doit se faire le plus tôt possible, mais cela dépend de l'état de la respiration quand l'opéré est privé de sa canule temporairement ; si l'enfant ne rend plus de fausses membranes, si les sécrétions sont peu abondantes, on s'assurera si le larynx est libre, en retirant la canule et en bouchant momentanément l'ouverture de la plaie avec le doigt ou avec un petit tampon de linge ; ou bien on mettra, à la place de la canule ordinaire, une canule percée sur sa convexité d'une ouverture ovalaire ; si, en bouchant l'ouverture antérieure de cette canule, la respiration se fait bien et si la voix se fait entendre, c'est que le larynx est débarrassé. On augmentera progressivement le temps pendant lequel l'enfant respirera sans canule, en se tenant prêt, à la première alerte, à la remettre en place. Mais, comme la plaie a une grande tendance à se fermer rapidement, il peut se faire que la canule ordinaire ne puisse plus être introduite, alors on se servira avec avantage de la *canule de Bourdillat*, canule à valves que l'on rapproche avec les doigts pour la faire entrer, et dans laquelle on introduit une canule interne appropriée à l'âge de l'enfant.

On a pu, dans des circonstances exceptionnelles, enlever la canule le deuxième ou troisième jour, le plus souvent c'est du cinquième au dixième jours ; quelquefois c'est après bien des semaines et bien des mois.

ACCIDENTS ET DIFFICULTÉS DE L'OPÉRATION

HÉMORRHAGIE. — Très rare dans la Trachéotomie supérieure, elle peut se produire par suite d'une anomalie artérielle ; dans ce cas, il faut faire la ligature. Le plus souvent on a affaire à une hémorrhagie veineuse : si elle est très abondante et même en jet, ce qui arrive quelquefois, il vaut mieux placer des pinces hémostatiques (ce qui ne retarde pas beaucoup l'opération), que de s'exposer à voir ce sang s'engouffrer dans l'ouverture trachéale ; si elle est modérée, il faut se hâter d'introduire la canule et l'hémorrhagie s'arrêtera.

Si, après l'introduction de la canule, le sang continue à couler abondamment, on retirera la canule et on la remplacera par une canule plus grosse, ce qui présentera souvent de grandes difficultés.

EMPHYSÈME. — Il est rare. Il résulte du défaut de parallélisme des incisions et surtout d'une incision de la peau trop petite par rapport à celle de la trachée. Ordinairement cette complication est sans gravité.

ASPHYXIE. MORT APPARENTE. — Ce qui est grave, terriblement grave, c'est l'asphyxie pendant l'opération.

Quand la Trachéotomie est rapidement menée, l'asphyxie n'est généralement pas à redouter ; mais un incident imprévu peut survenir et prolonger l'opération, alors la durée trop longue de l'extension du cou, la compression du larynx par les doigts de l'opérateur peuvent amener la cessation de la respiration ; l'enfant pâlit, on ne sent plus ses contractions musculaires, son œil se ternit, sa peau se refroidit, il est à l'état *de mort apparente* et quelquefois hélas ! de mort réelle. C'est alors qu'il faut lestement terminer son opération, c'est alors que le Trachéotome porte-canule est précieux puisqu'il dispense l'opérateur de se servir du dilatateur ou de se servir de l'index gauche, introduit dans la plaie pour guider l'introduction de la canule. Faites redresser bien vite votre malade, et empressez-vous de le ranimer ; frappez-lui les joues avec la main, projetez-lui brusquement quelques gouttes d'eau froide au visage ; trempez le bout d'une serviette pliée en plusieurs doubles dans de l'eau froide, et flagellez les joues et les tempes ; si l'œil reste terne, si la respiration ne revient pas, procédez sans retard à la respiration artificielle, faites frictionner les membres par les aides avec des linges chauds ; si vous avez une poire à insufflation d'air, soufflez de l'air dans la canule ; essayez l'oxygène, l'électricité, les injections d'éther, essayez tout avec courage et persévérance ; surtout ne vous lassez pas de pratiquer la respiration artificielle, le plus souvent vous serez récompensé de vos efforts, une inspiration se produira et sera suivie de plusieurs autres, l'œil reprendra peu à peu son éclat habituel, on sentira la vie renaître et l'enfant sera sauvé ! Stimulez et réconfortez votre malade et ne le quittez pas avant que vous ayez la certitude que la respiration et la circulation sont bien rétablies.

La Syncope, comme l'asphyxie, peut entraîner la mort pendant l'opération.

Parmi les accidents susceptibles de causer la mort il ne faut pas omettre l'introduction de la canule dans le tissu cellulaire prétrachéal. Si on a fait à la trachée une ouverture trop étroite, bien qu'on ait entendu le sifflement avertisseur, on peut croire que le bout du Trachéotome a suffisamment pénétré dans l'intérieur de cette trachée, on fait trop tôt le mouvement de bascule qui doit engager la canule et alors cette canule glisse devant la trachée, et s'enfonce dans le tissu cellulaire prétrachéal. Dans ce cas l'enfant suffoque, et on n'entend pas le bruit canulaire. Il faut, sans perdre de temps, reprendre son incision de la trachée, l'agrandir suffisamment et le mal est réparable quand on s'est hâté de le réparer.

C'est ici qu'on se servira avantageusement d'une plume introduite dans la canule. Si on a fait fausse route, la plume ne s'enfoncera pas loin et sortira coudée. Si c'est une fausse membrane qui bouche l'ouverture inférieure de la canule, la plume la déplacera et le bruit canulaire se fera entendre.

Difficultés de l'Opération. — Certaines circonstances peuvent apporter à la Trachéotomie de l'enfance de sérieuses difficultés :

1° *L'état adipeux du cou.* — Il y a des enfants dont le cou est tellement gras qu'il est impossible de saisir le larynx, de le fixer et, par conséquent, de propulser la trachée en avant. Dans ce cas on aura soin de faire des incisions un peu plus longues, afin de donner un jeu plus facile au Trachéotome, puisqu'il agira plus profondément.

2° *La brièveté du cou.* — D'autres enfants ont le cou si court qu'on trouve à peine l'espace nécessaire pour placer la main entre leur menton et leur sternum.

Si on ne pouvait faire manœuvrer facilement le Trachéotome, mieux vaudrait peut-être se servir du bistouri pour faire les incisions et on terminerait l'opération en introduisant la canule avec le Trachéotome porte-canule.

3° *Flaccidité de la trachée.* — Chez les tout jeunes enfants on rencontre quelques fois des trachées si molles que la moindre pression les aplatit. C'est dans ce cas qu'il faut redoubler de précautions et opérer avec douceur ; il faut avoir grand soin de ne pas exercer, sur les côtés de la trachée, une pression qui peut l'aplatir d'un côté à l'autre, causer l'asphyxie pendant l'opération et exposer à faire une incision irrégulière du canal aérien. Dans ce cas, ne ponctionnez pas la trachée, mais incisez-la par une pression douce de la pointe du Trachéotome et promenez cette pointe par un mouvement de va-et-vient de haut en bas et de bas en haut, vous éviterez ainsi de perforer la trachée de part en part et peut-être aussi l'ouverture de l'œsophage.

ACCIDENTS CONSÉCUTIFS. — Je ne m'y arrêterai qu'un moment.

Les complications qui compromettent le succès de l'opération sont le plus souvent des complications pulmonaires ou plutôt broncho-pulmonaires. Il faut se rappeler que, tant que l'opéré porte sa canule, il y est exposé. Il est donc de la plus haute importance que l'air qui arrive aux poumons, par cette voie, soit aussi pur, aussi *aseptique* que possible, qu'il soit à une température douce et égale et qu'il possède un certain degré d'humidité. C'est par une bonne hygiène qu'il faut tâcher de prévenir cette fâcheuse complication qui enlève le plus grand nombre des opérés : on fera de l'antisepsie, on évitera surtout les refroidissements, on emploiera les toniques, on donnera une bonne alimentation, du vin à haute dose, on amusera l'enfant, etc. Par ces mêmes moyens on empêchera peut-être l'infection diphthéritique d'empoisonner le malade.

S'il a le bonheur d'échapper à la broncho-pneumonie et à l'empoisonnement diphthéritique, il a de grandes chances d'être sauvé.

La paralysie consécutive peut aussi être mortelle. Celle du pharynx et du voile du palais peut amener la mort par inanition — on y remédiera dans une certaine mesure par la sonde œsophagienne. Mais la paralysie peut s'étendre, se généraliser, gagner le diaphragme et le cœur — une syncope mortelle peut se déclarer tout d'un coup.

En général, la paralysie n'est pas aussi grave et guérit au bout d'un temps plus ou moins long.

CRITIQUE DE MON TRACHÉOTOME

S'il est vrai qu'il n'y a rien de nouveau sous le soleil, il est non moins vrai qu'il n'y a rien de parfait et que rien n'échappe à la critique ; aussi ai-je trouvé tout naturel qu'on adressât à mon instrument un certain nombre d'objections.

Certains confrères l'ont adopté sans lui faire le moindre reproche et l'ont trouvé très commode ; il est vrai que ce sont ceux qui l'ont expérimenté sur le cadavre ou employé sur le vivant ; d'autres, au contraire, qui ne l'ont essayé ni sur le cadavre ni sur le vivant, lui trouvent bien des défauts.

Je vais essayer de répondre aux observations de mes honorables contradicteurs :

1º On a reproché à mon Trachéotome d'exposer au danger de léser la paroi postérieure de la trachée.

Quand on opère avec la douceur que j'ai tant recommandée ; quand on a la précaution indispensable de redresser l'instrument, aussitôt que la trachée a été ouverte, de manière à mettre le tranchant dans l'axe de cette trachée et de présenter à sa paroi postérieure la surface mousse du dos du poinçon, j'affirme que ce danger existe moins avec mon Trachéotome qu'avec un bistouri ordinaire. En effet, ce dernier instrument peut bien plus facilement faire une échappée en arrière et traverser trachée et œsophage, parce que sa lame plus mince et beaucoup plus pénétrante que la *lame épaisse et conique* de mon Trachéotome. Cette conicité rend forcément la pénétration plus lente et plus graduelle ; et d'ailleurs, aussitôt que le tranchant a pénétré dans la trachée le sifflement de l'avertisseur peut prévenir le chirurgien qu'il est dans le conduit de l'air et l'avertit qu'il ne doit pas enfoncer plus loin son instrument ;

2o On a reproché à mon Trachéotome de ne pas être assez tranchant.

Qu'on s'en plaigne à celui qui le fabrique.

Ce sont les médecins qui ont eu la mauvaise chance de tomber sur des instruments mal faits ou mal repassés qui ont pu lui adresser ce reproche. Pour mon compte particulier, dans mes nombreuses expériences, je n'ai jamais eu besoin de me servir d'un bistouri pour couper la peau du cou, convenablement tendue par la main gauche de l'opérateur et par l'extension de la tête. C'est assez dire que s'il coupe facilement la peau, il coupera encore plus facilement les autres tissus. Je ne puis prendre la responsabilité d'instruments mal faits, et je n'accepte la paternité que de ceux qui sont conformes aux modèles que j'ai donnés ;

3o On a dit qu'il fallait se préoccuper, avant et pendant l'opération, de maintenir la canule sur le Trachéotome.

Ce petit inconvénient, si inconvénient il y a, n'est rien à côté des avantages que procure cette mobilité, pour ainsi dire automatique de mon instrument. Beaucoup de chirurgiens l'apprécient tout particulièrement parce qu'elle simplifie l'opération et qu'elle fait gagner du temps.

En effet, le Trachéotome, basculant par son poids, aussitôt qu'on cesse d'en avoir besoin, s'échappe de lui-même *en partie* ou *en totalité*, suivant la position de l'opéré, et l'opérateur n'a plus à se préoccuper de cette partie de l'appareil : si l'opéré est couché, le Trachéotome ne s'échappera qu'en partie ; s'il est redressé de suite, il s'échappera en totalité. Dans les deux cas, l'air arrive dans la trachée et l'enfant respire de suite, tandis que dans les systèmes où il faut, après avoir introduit le bout de la canule, s'occuper de retirer le verrou qui fixe l'appareil, on perd un temps précieux pour le rétablissement complet de la respiration et pour l'évacuation des fausses membranes que les premiers efforts d'expiration chassent des voies respiratoires. Puisque la canule renferme un instrument tranchant, on ne peut évidemment l'enfoncer complètement que lorsque cet instrument a été retiré. Or, ce temps, le plus délicat de l'opération, ne souffre aucun retard. Rien ne doit l'entraver. Si l'opérateur est ému, troublé, il pourra être embarrassé pour tourner le verrou et retirer le Trachéotome. Il y aura du temps perdu. Un effort de toux peut chasser de la trachée le bout de la canule qui y est seulement engagé, et alors que de difficultés on se prépare !

Si le Trachéotome ne s'échappe pas de lui-même par son propre poids, il faut faire usage des deux mains pour le retirer : l'une tenant la canule, l'autre retirant le Trachéotome.

Supposons le cas où on a raté son opération, ce qui peut arriver à tout le monde, la main gauche n'étant plus en place pour fixer l'appareil Laryngien, on s'expose à perdre le parallélisme entre l'ouverture de la trachée et l'incision des tissus prétrachéaux et on peut avoir bien de la peine à retrouver sa voie, à agrandir, s'il le faut, l'ouverture de la trachée et à y replacer le bout de la canule, tandis qu'avec le système mobile que je préconise, c'est la chose la plus simple du monde. En effet, si on n'est pas bien sûr que le bout de la canule est engagé dans la trachée, on a bien soin de ne pas lâcher tout-à-fait son Trachéotome ; on tâte, pour ainsi dire, l'entrée de la canule, en laissant basculer seulement une petite portion du Trachéotome, de manière à cacher le poinçon tranchant dans la canule. Alors, si le bout de cette canule ne s'engage pas bien, on agrandit un peu l'ouverture de la trachée, en remettant le Trachéotome à sa place ; c'est-à-dire qu'on peut, d'une seule main, par des mouvements combinés des doigts et de la paume de la main, faire rentrer le poinçon dans la canule et le faire sortir à volonté, sans qu'on ait besoin de déranger la main gauche qui fixe le larynx, et sans que la canule et le Trachéotome s'abandonnent tout-à-fait. Ces mouvements plus faciles à exécuter qu'à décrire permettent de ne pas perdre une seconde, de faire l'opération complète d'une seule main et de ne lâcher la fixation du larynx que lorsque la canule est tout-à-fait en place.

Mais pourquoi, dira-t-on, tant insister sur ces

petits détails? C'est que tous ont leur importance pour la bonne et prompte exécution de l'opération. Que l'on se rassure, quand on sait bien tenir mon Trachéotome, on n'est nullement gêné, pendant l'opération, par la nécessité de fixer avec le pouce et le médius la canule sur le Trachéotome, et on est fort aise, quand le Trachéotome a terminé son rôle d'instrument tranchant, de n'avoir pas besoin de recourir à un mécanisme quelconque pour le séparer de la canule ; la pesanteur seule se chargeant de cette séparation.

4° Vous introduisez un instrument tranchant dans la trachée, vous vous exposez à la blesser.

Vous ne la blesserez pas si vous appuyez, comme je le dis, le dos mousse du Trachéotome contre la paroi postérieure de la trachée, alors la pointe de l'instrument se mettra dans l'axe du canal aérien et vous ne pourrez blesser la trachée. D'ailleurs, comme il ne s'agit que d'engager le bout de la canule, il n'est pas nécessaire d'enfoncer profondément le poinçon.

5° Pourquoi avoir créé un nouvel instrument dont le besoin ne se faisait pas sentir ?

Parce que j'ai cru rendre l'opération plus simple et plus rapide en réunissant en un seul les instruments nécessaires à une opération d'urgence, parce que j'ai cru la rendre plus facile et plus sûre en offrant aux médecins non opérateurs un procédé de Trachéotomie expéditive qui n'exige ni le sang-froid, ni la hardiesse, ni l'adresse des habiles chirurgiens qui la pratiquent *en un seul temps.*

J'aurais pu m'en tenir à ce Trachéotome si simple qui a fait ses preuves et qui suffit pour opérer *tuto* et *cito*, mais j'ai tenu compte des objections qui lui ont été adressées, et pour donner satisfaction aux désirs exprimés par plusieurs confrères, j'ai fait construire, chez M. Collin, en 1883, un nouveau Trachéotome.

Je le soumets à l'appréciation des partisans de la Trachéotomie expéditive qui hésitent encore à faire usage de mon premier Trachéotome. Peut-être ce nouvel instrument répondra-t-il mieux à leurs idées? Déjà, plusieurs chirurgiens à qui je l'ai montré et devant qui je l'ai fait fonctionner, le préfèrent au premier. Ce n'est pas une œuvre parfaite et à l'abri de la critique; puisse-t-elle être au moins une œuvre utile et un moyen de vulgariser une opération qui sauve tant d'existences! C'est là mon plus vif désir.

TRACHÉOTOMIE EXPÉDITIVE

AVEC LES TRACHÉOTOMES

DU

Docteur JACOLOT

DEUXIÈME PARTIE

—

Trachéotome a Lame cachée

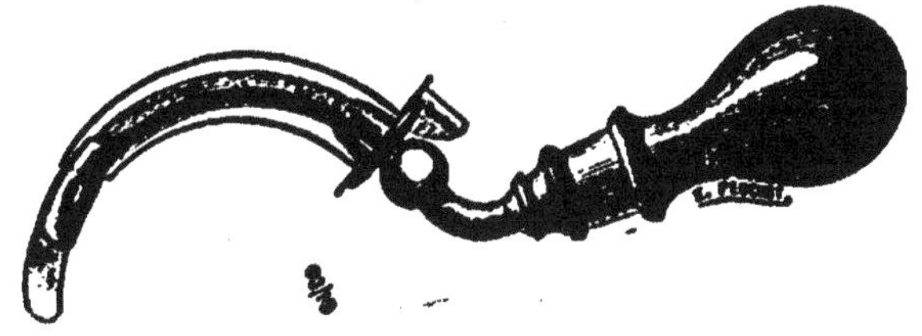

DEUXIÈME PARTIE

FIGURE II. — TRACHÉOTOME A LAME CACHÉE

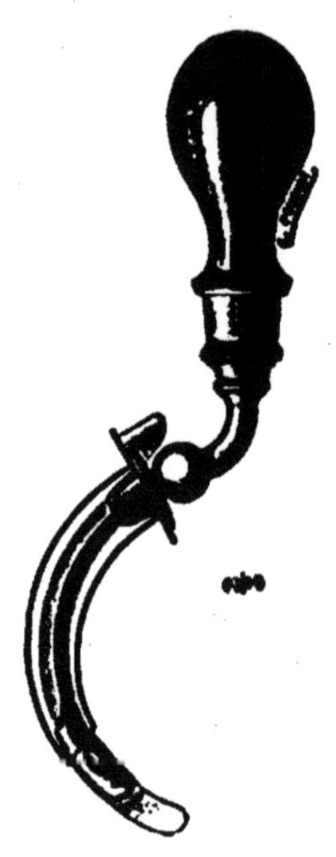

CHAPITRE Ier

TRACHÉOTOME A LAME CACHÉE

Ce nouveau Trachéotome réunit trois instruments en un seul : le bistouri, le mandrin porte-canule et la canule trachéale.

Quand le bistouri a divisé les tissus on le fait rentrer dans le mandrin, alors l'instrument devient un mandrin porte-canule agissant absolument comme le porte-canule de M. Péan ou la canule à bec de Krishaber, instruments qui ont pour but, comme on le sait, de remplacer le dilatateur et de conduire la canule dans la trachée.

Ce nouvel instrument devrait s'appeler *Trachéotome mandrin porte-canule à lame cachée*, mais je ne veux pas me servir d'un nom aussi démesurément long, et je le nommerai tout simplement *Trachéotome à lame cachée*, pour le distinguer du premier que j'ai fait connaître dans la première partie de ce travail.

Comme lui, il permet de faire toute l'opération de la main droite, pendant que la main gauche fixe immuablement l'appareil laryngien, depuis le commencement jusqu'à la fin de l'opération. J'insiste tout particulièrement pour que cette fixation du larynx soit faite par l'opérateur lui-même et non par un aide, et je la considère comme une garantie de sûreté et de succès pour l'opération. En effet, si ce n'est pas le chirurgien lui-même qui fixe le larynx, comment pourra-t-il être sûr qu'il ne quitte pas la ligne médiane et comment pourra-t-il bien diriger et conserver le parallélisme entre les incisions des parties molles et l'incision de la trachée?

§ Ier

DESCRIPTION DU TRACHÉOTOME A LAME CACHÉE

L'instrument se compose de cinq pièces :

1º *Une canule trachéale ordinaire.* Inutile de la décrire. Son calibre est plutôt en rapport avec la taille qu'avec l'âge du sujet à opérer; mieux vaut la canule dont la plaque est percée d'ouvertures pour les lacets, que celle qui est munie d'anneaux mobiles, car ces anneaux, si on n'y fait pas attention, peuvent gêner la manœuvre de l'instrument.

2º *Une lame* bien tranchante que l'on fait rentrer et sortir à volonté.

Le tranchant de cette lame n'a que 0^m005 à 0^m010 millimètres suivant le numéro du Trachéotome qu'on emploie. Pour le numéro 0, 5 millimètres de tranchant ; pour le numéro 1 (le plus employé), 8 millimètres ; pour le numéro 2, 10 millimètres.

On peut, si on veut, diminuer la longueur du tranchant, en enroulant un fil à l'endroit où la lame entre dans le col de cygne.

Avec cette longueur de tranchant, à moins d'agir

avec brusquerie et maladresse, il est impossible de léser la paroi postérieure de la trachée, et, par conséquent, l'œsophage.

La lame a la courbe de la canule. On l'engage dans le mandrin par son extrémité la plus étroite, non tranchante. Elle suit la cannelure du mandrin, sort par l'embase de ce mandrin et se fixe, à l'aide d'une vis, au col de cygne du manche. La vis passe par un petit trou de la lame afin de la mieux fixer

On voit qu'il est facile de séparer entièrement la lame du Trachéotome, et qu'on peut, sans peine, la nettoyer après l'opération.

3º *Le Mandrin* conducteur de la canule est construit de manière à laisser facilement circuler l'air dans l'appareil.

Son sommet, c'est-à-dire, la partie renflée qui sort de la canule, est percée d'une fente pour le passage et le jeu de la lame tranchante. De chaque côté on a creusé une large ouverture pour le passage de l'air. Une tige courbe fait suite au mandrin. Elle est creusée sur sa convexité d'une cannelure. Cette cannelure sert au glissement de la lame et l'empêche d'osciller d'un côté à l'autre. A l'autre extrémité de cette pièce se trouve une embase, sorte de bourrelet, creusée sur son pourtour de cinq rainures, et bordée d'une collerette crénelée, percée à jour, pour le passage de l'air. Cette collerette sert aussi à fixer le mandrin contre le pourtour de l'ouverture supérieure de la canule trachéale.

M. le docteur Phelippeaux (de Saint-Savinien, Charente-Inférieure), a eu l'idée ingénieuse de se servir du verrou destiné à fixer la canule interne, pour fixer le Trachéotome pendant l'opération. Je lui emprunte cette idée. Le docteur Voëlker se sert d'un ressort pour remplir le même but, je trouve que le système du verrou est plus simple.

Le verrou doit fixer l'embase du côté opposé à l'opérateur, afin que cet opérateur puisse plus facilement le saisir avec l'ongle de l'index et le faire tourner pour séparer la canule du Trachéotome de son mandrin. Si on fixait en dedans, c'est-à-dire du côté de l'opérateur, on serait gêné, pour faire manœuvrer le verrou, par la saillie que forme la vis de fixation de la lame.

4° *Un col de cygne* qui sert à fixer la lame et à l'unir au manche.

La courbure indiquée par la figure est nécessaire pour que la main de l'opérateur ne soit pas gênée par la saillie du sternum pendant l'opération.

A une de ses extrémités le col de cygne est creusé d'une ouverture dans laquelle s'engage le bout de la lame. Une vis fixe ce bout. La tête de la vis doit être tournée du côté de l'opérateur.

A l'autre extrémité le col de cygne présente un pas de vis sur lequel s'adapte le manche de l'instrument ;

5° *Le manche.* — Il ne doit pas avoir plus de cinq centimètres pour être bien en main.

Lorsque toutes ces pièces sont réunies, on les introduit dans la canule trachéale externe, on serre le verrou sur la collerette du mandrin et alors toutes les pièces de l'appareil sont fixées et solidarisées, excepté la lame qui reste mobile. Comme je l'expliquerai dans le *Manuel opératoire*, ce sont les doigts qui se chargent de fixer et de mobiliser à volonté cette lame pendant le cours de l'opération.

Manière de tenir l'instrument. — Il est tenu, à pleine main, de la main droite ; le manche appuie contre la face palmaire. L'index est étendu sur la convexité de la canule ; le médius d'un côté, le pouce de l'autre reposent sur les ailes du pavillon de la canule ; les deux autres doigts soutiennent le manche.

L'instrument étant ainsi tenu solidement de la main droite, *on l'arme*, c'est-à-dire on fait sortir la lame tranchante du mandrin en pressant légèrement avec le pouce et le médius sur les ailes du pavillon de la canule, jusqu'à ce que ce pavillon vienne au contact de la vis.

Par un mouvement inverse de pression sur le pavillon, *on désarme*, c'est-à-dire qu'on cache la lame dans la fente du mandrin. Pour cela, il suffit de déplacer le pouce et le médius, de les porter en arrière du pavillon et de placer la phalange onguéale du pouce entre le pavillon et la vis, on presse avec le bout du pouce sur le pavillon et la lame se cache.

Pour armer le Trachéotome on presse sur les ailes du pavillon du *haut en bas* et pour désarmer on presse sur les mêmes ailes de *bas en haut*.

Pour être bien sûr que la lame est cachée, il suffit de jeter un coup d'œil au-dessous du pavillon, et alors on voit à découvert le talon de cette lame dans une étendue correspondante à la longueur de la partie tranchante.

La lame étant cachée, quand on introduira le mandrin dans la trachée, il faudra avoir bien soin de maintenir la phalange onguéale du pouce appuyée sur le pavillon, entre le pavillon et la vis, afin d'être sûr que la lame ne bougera plus pendant l'introduction de la canule.

A la lecture tout cela paraît horriblement compliqué, mais quand on a l'instrument en main et qu'on le fait manœuvrer, on trouve que le mécanisme est très simple.

§ II.

MANUEL OPÉRATOIRE

L'ayant déjà exposé, *in-extenso*, dans la première partie de ce travail, je me bornerai à tracer sommairement la marche de l'opération et à signaler les particularités relatives au maniement de ce nouvel instrument.

Le Trachéotome étant tenu armé de la main droite et la main gauche fixant le larynx à sa partie inférieure, le chirurgien placé à droite de l'opéré, procède ainsi qu'il suit :

1o Incision de la peau de haut en bas bien exactement sur la ligne médiane ;

2o On incise les tissus sous-cutanés avec beaucoup de douceur jusqu'à la trachée par un mouvement de va-et-vient de haut en bas et de bas en haut ;

3° On sent la résistance de la trachée. En pressant avec la pointe de la lame on ouvre la trachée et on agrandit l'ouverture en coupant de haut en bas deux ou trois anneaux, suivant le calibre de la canule à introduire.

4° Cela fait, le pouce qui était placé en avant du pavillon de la canule est vivement porté en arrière, l'index restant étendu sur la convexité de la canule ; la phalange onguéale de ce pouce presse sur le pavillon. Cette pression, comme je l'ai exposé plus haut, a pour effet de *désarmer* l'instrument, c'est-à-dire de faire rentrer la lame dans le mandrin. Alors, en ayant soin de maintenir le bout du pouce et aussi le médius bien appuyés contre le pavillon, on est certain que la lame ne sortira pas de sa cachette.

5° On introduit le mandrin dans l'ouverture de la trachée, la canule s'engage, et, en faisant décrire au manche de l'instrument un mouvement en arc-en-ciel de *bas en haut* on enfonce tout à fait la canule dans le conduit aérien.

Quand on présente le mandrin perpendiculairement à l'ouverture trachéale on peut quelquefois être gêné pour son introduction, mieux vaut le présenter obliquement de manière à presser sur la lèvre gauche de la plaie trachéale, alors le mandrin entre avec grande facilité dans la trachée. C'est un petit détail de pratique qui a son importance, car ce temps de l'opération ne supporte ni hésitation, ni retard. On introduit donc le mandrin dans la fente trachéale, comme un bouton dans sa boutonnière.

La canule est donc introduite, mais l'air n'y passe pas encore à plein canal. On redresse l'opéré et on s'empresse d'enlever le Trachéotome qui se trouve dans cette canule.

A ce moment de l'opération la main gauche n'est plus nécessaire pour fixer le larynx, on s'en sert pour maintenir le pavillon de la canule afin que celle-ci ne soit pas chassée de la trachée par les efforts de l'opéré, alors l'ongle de l'index de la main droite engagé sous le verrou lui fait faire un demi-tour de bas en haut. Le mandrin et la lame deviennent libres et se dégagent d'eux-mêmes par leur propre poids, par un mouvement automatique de bascule produit par le poids du manche qui entraîne le reste de l'instrument.

On fixe la canule autour du cou — on ne se pressera pas de placer la canule interne, on laissera l'opéré tousser et évacuer ses fausses membranes et on donnera le temps à la respiration de se rétablir aussi bien que possible.

§ III.

QUALITÉS DU TRACHÉOTOME A LAME CACHÉE

Comme elles sont à peu près les mêmes que celles du Trachéotome porte-canule que j'ai exposées dans la première partie de mon travail, je me contenterai de les résumer en peu de mots :

1o L'instrument peut suffire à toute l'opération.

2o L'opérateur peut lui-même de sa main gauche

fixer la partie sur laquelle il opère et opérer de la main droite.

3° Les incisions se font par *couches successives*, avec douceur et non en un seul temps : on sait où on est, on sait où on va. Si une hémorrhagie grave se produisait, on pourrait suspendre l'opération, avant d'ouvrir la trachée et placer des pinces hémostatiques.

4° La trachée étant ouverte on n'a pas besoin de se servir d'instrument spécial de dilatation. La canule est introduite immédiatement, sans perdre une seconde, et cette canule apporte de suite l'air dans les poumons. Or, plus tôt arrive l'air dans les bronches, plus tôt s'arrête l'écoulement du sang.

5° Les différents temps de l'opération sont exécutés sans discontinuité.

6° Dans une opération où on ne se sert ni de dilatateur, ni de rétracteurs pour écarter les tissus, il n'est pas nécessaire de faire d'aussi longues incisions que dans la Trachéotomie ordinaire. Il est toujours important de ménager les cicatrices au devant du cou. Chez un de mes opérés la cicatrice ressemble à celle d'un petit furoncle, et il faut regarder de bien près pour la voir.

§ IV.

PARALLÈLE ENTRE MES DEUX TRACHÉOTOMES

Mon Trachéotome porte-canule, le premier décrit, a l'avantage d'être un instrument plus simple ; il est pourvu d'un orifice aérifère qui peut servir d'avertisseur pour indiquer à l'opérateur qu'il est dans la trachée ; en divisant les tissus il les comprime un peu et les rend moins saignants, il les écarte, et conduit graduellement la canule dans la trachée, par suite de la forme conique de son poinçon tranchant. Comme le Trachéotome est automobile, c'est-à-dire qu'il s'échappe au moment voulu, de lui-même, par son propre poids, le chirurgien peut enfoncer la canule de la main droite, sans être obligé d'abandonner la fixation du larynx.

Le Trachéotome à lame cachée n'a aucun de ces avantages, mais il en a d'autres. Avec le Trachéotome porte-canule, il est un temps de l'opération assez délicat, c'est celui de l'introduction de la canule. L'opérateur ne doit pas oublier qu'il faut qu'il redresse le Trachéotome par un mouvement en arc-de-cercle de bas en haut, de manière à ne pas heurter la pointe tranchante de son instrument contre la paroi postérieure de la trachée, mais à présenter à cette paroi le dos mousse du poinçon, au moment de l'introduction du bout de la canule.

En résumé l'opération se fait un peu plus vite, l'air arrive plus tôt, à plein canal, dans la trachée, mais je crois qu'il faut un peu plus d'adresse pour le manier.

Mon Trachéotome à lame cachée est d'un mécanisme plus compliqué, mais il a l'avantage d'avoir un tranchant parfait, la lame n'ayant pas une forme conique, écarte moins les tissus en les divisant, elle ne les comprime pas en les coupant, il en résulte que la plaie qu'elle fait est plus saignante.

La qualité principale de cet instrument est de posséder *un mandrin aérifère absolument inoffensif*, pour conduire la canule dans la trachée. Ce mandrin peut butter contre la paroi postérieure de cette trachée sans qu'il en résulte le moindre inconvénient. Mais, pour séparer le mandrin de la canule, on perd un peu de temps à tourner le verrou qui fixe l'appareil. Cet inconvénient est atténué, dans mon instrument, par la grande facilité avec laquelle l'air y circule par des ouvertures multiples et aussi larges que possible.

En résumé, avec mon Trachéotome à lame cachée l'opération se fait un peu moins vite, mais elle se fait peut-être plus sûrement encore.

Le premier est plus chirurgical.

Le second est plus médical, c'est-à-dire que tout médecin, peu exercé au maniement des instruments tranchants, peut avec lui, sûrement et lestement faire une opération de Trachéotomie.

Je l'ai employé ou fait employer, sous mes yeux sur le vivant, neuf fois ; 3 fois par M. le docteur Cousyn, de Lorient, 6 fois par moi. Nous n'avons eu qu'à nous en louer.

En imaginant ces deux trachéotomes, je me suis proposé de faciliter, de simplifier la Trachéotomie et d'en abréger la durée. Il n'est pas d'opération de chirurgie pour laquelle le temps soit plus précieux ; il serait à souhaiter qu'on pût la pratiquer comme on fait de la photographie instantanée. Mais c'est là un idéal difficile à réaliser, car il ne faut pas sacrifier la sécurité à la rapidité.

Un savant chirurgien de Londres, le docteur Eric Erichsen (*The science and art of surgery, London 1877*), apprécie en ces termes la rapidité de la Trachéotomie :

« Quelques secondes de plus ou de moins suffi-
» sent pour faire pencher la balance du côté de la
» vie ou de la mort. »

Abréger l'opération par une méthode expéditive et sûre, n'est-ce pas abréger le supplice de ces petits êtres que nous chérissons tant !

. . . .

» Qui n'a vu se débattre, hélas ! ces doux enfants
» Qu'étreint le croup féroce en ses doigts étouffants !

. . . . , . . .

« V. Hugo. »

CHAPITRE II

QUELQUES OPINIONS

SUR LES INSTRUMENTS SPÉCIAUX POUR LA TRACHÉOTOMIE

Je n'en ai pas trouvé une seule qui leur fût favorable. Ils ne doivent pourtant pas tous être mauvais, ou bien il faut admettre que leurs auteurs se sont tous fait une singulière illusion sur la valeur de leur invention. Me serais-je illusionné comme eux ? C'est possible, on est si mauvais juge en sa propre cause. J'aurais pu le croire tant que mes instruments n'ont servi qu'à des expériences sur le cadavre. Mais ils ont reçu aujourd'hui la sanction pratique, ils ont été assez employés sur le vivant pour que mon opinion soit assise sur des faits, et les faits sont indiscutables. Je ne tarderai pas à les faire connaître.

Tous les auteurs qui ont écrit sur la Trachéotomie préfèrent le bistouri ordinaire. Mais mes Trachéotomes ne sont autre chose que des bistouris dilatateurs et porte-canules. *Ce ne sont pas des trocarts* et ils ne sont pas difficiles à manier.

M. Dubar (*Dictionnaire de Jaccoud*, article *Trachéotomie*), accuse les Trachéotomes de manquer de sûreté : « mais le peu de sûreté que ces instruments donnent dans la pratique n'a pas permis d'en adopter l'usage. »

En quoi les miens manquent-ils de sûreté ? N'est-il pas évident pour tout le monde qu'un instrument qui coupe les tissus *couche par couche* est plus sûr que le bistouri le mieux gradué et le mieux dirigé qu'on plonge d'un seul coup dans la trachée. Il faut l'adresse et le sang-froid de MM. de Saint-Germain et Dubar, pour exécuter ce procédé en un temps ; c'est incontestablement le plus brillant et le plus rapide qui existe et j'admire la hardiesse et la sûreté de main de ceux qui le pratiquent. Mais peut-on le conseiller à une main inexpérimentée ? N'oublions pas que la Trachéotomie est une opération de *médecin* plutôt que de *chirurgien* ; il faut donc que le procédé soit simple, facile et rapide à la fois.

« Sachez-le bien, Messieurs, dit M. de Saint-Germain (page 390 de sa *Chirurgie des Enfants*) la Trachéotomie est essentiellement une opération d'urgence. Il faut la simplifier assez, tant au point de vue des instruments à employer que du manuel opératoire à suivre, il faut, dis-je, la rendre assez simple pour qu'elle puisse être pratiquée par tous les médecins et dans toutes les circonstances. »

C'est absolument le but que je poursuis et que je crois avoir atteint.

Plus loin, page 446, M. de Saint-Germain ajoute :

« Si on considère que, dans le plus grand nombre des cas, c'est une opération d'urgence, il y a avantage énorme à bannir tous les instruments plus ou moins ingénieux inventés dans ce but, et à conserver seulement ceux qui se trouvent dans les trousses. Nous croyons avoir atteint ce but en préconisant toujours l'emploi du bistouri. »

On trouve bien dans les trousses un bistouri et une pince à pansement qui peut à la rigueur servir de dilatateur, mais qui est un mauvais dilatateur, mais *on n'y trouve pas de canule* et il n'y a pas de Trachéotomie sans canule.

Puisqu'il faut absolument une canule et qu'il s'agit d'urgence, n'est-il pas plus naturel d'avoir une canule armée de toutes pièces, c'est-à-dire contenant le bistouri et le dilatateur ?

Morell-Mackensie a si bien compris l'utilité d'un pareil instrument qu'il s'est fait constituer une canule de poche contenant un bistouri et un mandrin conducteur. Voir pages 59 et 60.

Pourtant si on se trouvait dans le cas de nécessité absolue d'opérer sans canule, il faudrait s'ingénier à la remplacer d'une façon quelconque. M. Le Fort (*Manuel de médecine opératoire de Malgaigne*, 8e édition, 1877) indique le suivant : page 305. « Deux épingles à cheveux, recourbées en crochet, peuvent en cas de besoin remplacer momentanément la canule dont on est dépourvu, » elles écartent les lèvres de la plaie et sont fixées par des lacets autour du cou.

En temps de diphthérie, quand on fait de la

médecine à la campagne, et même, à la ville, quand on s'éloigne de sa demeure, il peut être utile de porter sur soi un Trachéotome qui réunit en un seul les trois instruments nécessaires pour une Trachéotomie d'urgence. Le Trachéotome n° 1, c'est-à-dire qui porte la canule n° 1 de M. Collin est celui qui convient le mieux, puisqu'il peut servir depuis l'âge de 3 ans jusqu'à 7 ou 8 ans, période de la vie pendant laquelle on est le plus exposé au croup.

Bien que M. de Saint-Germain donne la préférence au bistouri sur le Trachéotome, en cas d'urgence, il a fait à mon instrument un très bienveillant accueil et je garderai un bien reconnaissant souvenir de l'empressement avec lequel il me l'a fait essayer devant lui.

En 1887 a paru, chez M. Steinhel, éditeur, (2, rue Casimir de la Vigne, Paris) *un Manuel de Trachéotomie* par le docteur Paul Renault, ancien interne des Hôpitaux de Paris. C'est un excellent livre, très pratique, très complet, appelé, par conséquent, à rendre de grands services. Seulement l'auteur n'est pas tendre pour les Trachéotomes : « Nous ne parlerons pas, dit-il, des opérations faites au moyen d'instruments plus ou moins automatiques, tout au plus bons à opérer des chiens ou des cadavres. »

Si M. Paul Renault, avant de traiter ces instruments avec tant de dédain, avait bien voulu les essayer sur les chiens et les cadavres dont il parle, il est probable que son jugement eût été moins sévère et moins injuste.

Mes Trachéotomes sont nouveaux et peu connus ; j'ignore si beaucoup les ont adoptés. Ce que je sais c'est que 16 Trachéotomies, ont été pratiquées avec eux et ont donné 8 succès. Si on s'en rapportait à l'opinion de M. Paul Renault j'aurais dû *tuer* tous mes opérés puisque les instruments dont je me sers sont « *tout au plus bons à opérer des chiens ou des cadavres.* »

Série heureuse, dira-t-on et il n'y a que les grandes statistiques qui aient de la valeur ! Je ferai remarquer que j'exerce en province, et que je ne puis arriver aux gros chiffres qu'on atteint dans les Hôpitaux spéciaux de l'Enfance de Paris. Mais les succès ne tiennent pas aux instruments et au manuel opératoire ; pas complètement, je le sais, mais ils y sont bien pour quelque chose : « Ce n'est pas toujours le croup qui tue, dit M. Lannelongue, c'est souvent le manuel opératoire. »

Eh bien la méthode qui donne 50 0/0 de succès lorsque les autres méthodes ne donnent qu'un succès sur 4 à 5 opérés, n'est pas à dédaigner et ne mérite pas la condamnation dont elle a été l'objet de la part de M. le docteur P. Renault.

Si la mort n'avait pas ravi prématurément à la science ce jeune confrère qui lui promettait tant, je lui aurais dit : « Avant de condamner mes Tra-
» chéotomes et leurs semblables, il fallait les
» essayer, comme a fait le docteur Phelippeaux,
» comme je l'ai fait moi-même. Puisque mes colla-
» borateurs Messieurs les docteurs Maréchal et
» Cousyn et moi avons réussi, entre vos mains

» habiles et déjà exercées à la Trachéotomie mes
» instruments eussent fait merveille. »

A l'opinion de M. le docteur P. Renault, j'opposerai
celle du Trachéotomiste dont la valeur et la compé-
tence sont les plus indiscutables, celle de M. de
Saint-Germain.

Je prie mon très habile et très distingué confrère
de vouloir bien m'excuser si je publie l'opinion si
bienveillante qu'il a exprimée sur mon Trachéotome
porte-canule, je n'aurais jamais voulu la faire con-
naitre, dans la crainte qu'on me prêtât une intention
quelconque de réclame en faveur de mon instrument.
Mais aujourd'hui je n'hésite pas à la produire, car
il faut bien que je combatte l'opinion du docteur
Renault qui accuse mon Trachéotome d'être « tout
au plus bon à opérer des chiens ou des cadavres. »
La meilleure arme de défense que je puisse employer
c'est l'appréciation du Trachéotomiste le plus expérimenté et le plus habile que nous ayons en France.

« Votre instrument, dit M. de Saint-Germain, me
» paraît très bon. Je désapprouve tous les Trachéo-
» tomes qui agissent par *ponction*, c'est-à-dire par
» une pression tellement forte pour vaincre la
» résistance de la peau et des tissus sous-jacents
» qu'on doit aplatir la trachée, la percer de part
» en part et souvent léser l'œsophage. Le vôtre, au
» contraire, agit avec sûreté et je suis tout disposé
» à l'employer moi-même à l'occasion. Il est très
» bien en main ; il agit *en fouillant* et non en
» plongeant dans les tissus. Il permet de manœu-
» vrer d'une seule main, ce qui a l'immense

» avantage d'employer l'autre main uniquement à
» la fixation du larynx, depuis le commencement
» jusqu'à la fin de l'opération, condition indispen-
» sable pour être sûr de ne pas quitter la ligne
» médiane et de ne pas se fourvoyer sur les côtés
» de la trachée.

» La simplicité du manuel opératoire avec votre
» instrument est propre à inspirer confiance aux
» médecins qui n'aiment pas les opérations ; par
» suite, vous contribuerez à la vulgarisation de la
» Trachéotomie et vous rendrez service. »

J'ajoute la copie de l'aimable lettre par laquelle
M. de Saint-Germain m'autorise à reproduire son
opinion :

« Paris, le 11 septembre 1883.

» Mon cher Confrère,

» Je vous autorise à reproduire textuellement
mon opinion que vous avez très complètement et
très exactement formulée au sujet de votre Trachéotome.

» Je suis très flatté de l'importance que vous
voulez bien accorder à mon appréciation et je
souhaite de grand cœur qu'elle soit pour quelque
chose dans sa vulgarisation.

» Bien à vous.

» signé : DE SAINT-GERMAIN. »

Une opinion à laquelle j'attache aussi un grand
prix, est celle de l'éminent chirurgien de la Pitié,
M. le professeur Verneuil. Je cite textuellement ses
paroles : « Votre Trachéotome est très bon parce

» qu'il agit comme un bistouri et qu'il est très
» commode pour terminer la Laryngotomie inter-
» crico-thyroïdienne-thermique. C'est un bon ins-
» trument, très bien en main, que je vous recom-
» mande, dit-il à ses élèves. »

Mon très habile et excellent ami, le docteur
Maréchal de Brest est le premier chirurgien qui
ait bien voulu adopter mon Trachéotome et l'employer dans sa pratique. Il a eu l'obligeance de me
rendre compte des cinq premières Trachéotomies
qu'il a faites d'après ma méthode et avec mon
instrument : sur ces cinq opérations il a obtenu
trois succès.

« J'ai été très heureux, m'écrivit-il, d'avoir à ma
» disposition votre Trachéotome. Je l'ai trouvé très
» commode et d'un maniement aussi simple que
» sûr. Des médecins qui ont assisté à mes opéra-
» tions ont dit qu'avec lui la Trachéotomie est
» réduite à la simplicité d'une opération d'hydro-
» cèle. »

Le docteur Cousyn de Lorient se loue beaucoup
de l'emploi de mon Trachéotome à lame cachée
qu'il manie très bien. J'ai été témoin de trois opérations qu'il a faites avec cet instrument : sur ces
trois opérations, deux succès.

Les huit autres Trachéotomies ont été pratiquées
par moi : deux avec le Trachéotome porte-canule,
six avec le Trachéotome à lame cachée. Elles n'ont
donné que trois succès.

En somme huit succès sur 16 opérations. Sur ces

16 Trachéotomies : 7 ont été faites avec le Trachéotome porte-canule et ont donné 4 succès (3 du
docteur Maréchal et un de moi). 9 ont été faites
avec le Trachéotome à *lame cachée* et ont donné
aussi 4 succès. (2 du docteur Cousyn, 2 de moi).

CHAPITRE III

QUELQUES RÉFLEXIONS

SUR LA DIPHTHÉRIE & SON TRAITEMENT

Voulez-vous vous faire une idée exacte des ravages que cause la diphthérie ? Ecoutez le cri d'alarme poussé par M. Besnier, à la *Société médicale des Hôpitaux*, dans la séance du 10 février 1882.

« Les progrès de l'hygiène publique, dit-il, sont aussi impuissants à arrêter la marche envahissante de la diphthérie que les progrès de l'art médical à sauver ceux qu'elle a atteints. La mortalité, sans cesse croissante depuis 20 ans, a pris depuis 10 ans une allure rapide qui l'a doublée et qui la met en permanence au premier degré de l'échelle comparée des maladies régnantes.

« Durant ces 10 dernières années la fièvre thyphoïde n'a causé à Paris que 13,004 décès ; les fièvres éruptives 14,100. Or, la diphthérie à elle seule en a produit 16,629. En 1881, dans les Hôpitaux de Paris seulement, il y a eu 1,255 cas de diphthérie ayant fourni 829 décès, soit 66 pour 100.

« Se rend-on bien compte dans le monde administratif et parmi les médecins de cet effroyable tribut ? Apporte-t-on médicalement et administrativement à cette situation toute l'attention qu'elle comporte ? Nous ne le croyons pas, dit M. Besnier, et c'est en vain que depuis tant d'années nous n'avons cessé de signaler le mal et ses progrès incessants. »

Sept ans se sont écoulés depuis que M. Besnier a jeté ce cri d'alarme. A-t-il été entendu, et quel progrès a-t-on réalisé depuis dans la lutte contre cette terrible maladie ? Ne le demandons pas à la thérapeutique médicale. C'est toujours mêmes incertitudes, mêmes hésitations, mêmes tâtonnements et j'ajouterai mêmes déceptions, et il en sera toujours ainsi tant qu'on n'aura pas découvert le *spécifique* contre la Diphtérie. De temps en temps il surgit dans la presse médicale un médicament qui a la bonne fortune, en certaines mains heureuses, de procurer des nombres surprenants de guérisons. On croit enfin tenir le spécifique en question. On se hâte d'en proclamer les vertus. On s'empresse d'en faire usage ; mais on ne tarde pas à reconnaître qu'en d'autres mains, moins heureuses, le médicament tant prôné enregistre plus de revers que de succès. Je n'en citerai qu'un exemple, *la pilocarpine.*

Au commencement de 1881 plusieurs journaux de médecine firent connaître le traitement de la diphthérie par la pilocarpine *(Wien mediz blatt* n° 41) par le docteur Giorgio Guttman, de Cronstadt, qui, dans l'espace d'un an et demi, a traité 81 cas de diphthérie, sans perdre un seul malade !

« Après de semblables succès, dit le docteur Guttman, il est difficile de ne pas admettre que mon remède ne soit un remède sûr, d'action certaine et supérieur à tous ceux qui ont été préconisés. »

C'était merveilleux ! Enfin on allait guérir sûrement la diphthérie, les médecins se livraient à la joie et rassuraient les familles ! La Trachéotomie, cet affreux cauchemar des mères de famille et aussi des médecins, ne se ferait plus dans le croup, puisque la médecine offrait un remède héroïque.

Encore une douce illusion qui s'est envolée bien vite ! La pilocarpine a vécu ce que vivent les roses..... C'est M. Archambault qui l'a tuée.

Après avoir essayé ce médicament sur 21 malades (9 guérisons et 12 décès, et les malades guéris avaient une diphthérie bénigne) il conclut que la pilocarpine n'est d'aucune utilité, qu'elle est même nuisible et qu'elle doit être rejetée de la thérapeutique de la diphthérie.

M. Dujardin-Beaumetz n'a pas obtenu de bons résultats de son usage.

Que de médicaments ont eu le même sort que la Pilocarpine !

En traitant ce sujet, voici ce que j'écrivais en 1882 : puisque la thérapeutique médicale est impuissante, c'est vers la science de M. Pasteur qu'il faut tourner nos espérances. La Diphthérie, maladie essentiellement contagieuse, doit bien être une maladie parasitaire.

Que M. Pasteur, « dont la vie scientifique est » comme une traînée lumineuse dans la grande

» nuit de l'infiniment petit » (*Discours de M. Renan à l'Académie*), que M. Pasteur veuille bien chercher le microbe de la diphthérie, il le trouvera bien certainement, il le cultivera, il l'atténuera et il nous donnera un jour un vaccin préservateur de la diphthérie, vaccin autrement précieux que celui du charbon ! Ce sera son plus beau titre à la reconnaissance de l'humanité et ce sera sa plus belle gloire !

Mon pressant appel au génie de M. Pasteur serait-il entendu, et toucherions-nous enfin au but tant désiré ? On peut l'espérer après les découvertes récentes de deux élèves de M. Pasteur, Messieurs Roux et Yersin. Je résume, d'après la *Revue scientifique* du 5 janvier 1889 la relation des travaux si remarquables de ces deux savants microbiologistes sur le *microbe* et *le poison* de la diphthérie.

Elle est bien longue la liste des microcoques et des bacilles qu'on a trouvés dans les fausses membranes (*Voyez dans le Dictionnaire de M. Dechambre, élément parasitaire*, article de M. Sanné). En 1883 Klebs découvrit un bacille spécial à la diphthérie.

L'année suivante Lœffler retrouva, isola et cultiva le même bacille ; bien plus, il reproduisit sur des lapins, des cobayes, des poules, la membrane diphthérique, en badigeonnant avec des cultures pures la muqueuse excoriée de la trachée, du pharynx et de la conjonctive de ces animaux. Mais, par un excès de prudence des plus louables, il n'osa pas affirmer que le bacille de Klebs était bien celui de la diphthérie, parce qu'il n'avait pas observé de paralysie chez les animaux qui résistaient aux inoculations, et parce qu'il avait trouvé dans la bouche d'un enfant sain un bacille identique.

MM. Roux et Yersin (*Annales de l'Institut Pasteur*) ont pu prouver, par leurs recherches, que le bacille des deux bactériologistes allemands est bien le *bacille spécifique* de la diphthérie. Ils l'ont toujours trouvé dans les 15 cas de diphthérie qu'ils ont examinés ; ils ont reproduit, comme M. Lœffler les fausses membranes chez les animaux; enfin ils ont pu donner à ceux-ci des paralysies analogues à celles qu'on observe chez l'homme.

Mais le point original et surtout important des recherches de MM. Roux et Yersin c'est la découverte, dans les cultures du bacille diphthérique d'un *poison* qui, selon les doses auxquelles on l'injecte, tue rapidement les animaux ou leur donne des paralysies *sans l'intervention des microbes vivants*. Ils ont trouvé le poison en filtrant, sur porcelaine, des cultures faites dans du bouillon de veau. En injectant ces cultures filtrées à des animaux, par exemple, 35 centimètres cubes dans le péritome d'un cobaye, le poison tue en 5 ou 6 jours avec production de tous les symptômes paralytiques et de toutes les lésions vasculaires observées dans l'infection diphthérique grave.

On entrevoit dès maintenant l'application possible de cette découverte, étant donné le rôle des substances chimiques que M. Roux a beaucoup contribué à nous faire connaître, dans le mécanisme de la vaccination. Pourra-t-on accoutumer les animaux au poison diphthérique et produire chez eux, par ce moyen, l'immunité contre la diphthérie ? S'il en était ainsi, l'application du procédé à l'homme serait assurément une des plus belles et des plus bienfaisantes découvertes de la médecine expérimentale.

Puissé-je vivre assez longtemps pour avoir le bonheur d'applaudir à ce nouveau triomphe de la méthode de Pasteur que j'appelle de tous mes vœux !

S'inspirant de la doctrine microbienne, les docteurs Delthil, Renou et René Couëtoux ont institué des traitements antiseptiques et ont réalisé un véritable progrès dans la thérapeutique de la diphthérie.

La *Méthode de M. Delthil* a donné d'incontestables succès, on y a pourtant renoncé à cause de ses nombreux inconvénients qui n'ont pas été suffisamment compensés par ses avantages. Elle consiste en fumigations d'un mélange de 200 grammes de goudron de gaz et de 80 grammes d'essence de térébenthine, faites toutes les 2 ou 3 heures et espacées ensuite. Essayée par M. Cadet Gassicourt elle a donné des résultats défavorables. La méthode parait jugée, encore une illusion perdue ! L'auteur y aurait renoncé lui-même, et les aurait remplacées par des badigeonnages d'essence de térébenthine sur le fond de la gorge et de simples vaporisations dans la pièce (*Société médicale des Hôpitaux*, 14 mai 1886). Des cobayes, préalablement trachéotomisés, soumis à ces fumigations de goudron, sont tous morts de broncho-pneumonie *(expériences de M. Frémont).*

M. Cadet de Gassicourt considère la méthode de Delthil comme dangereuse après la Trachéotomie, à cause de l'encombrement de la canule par une sorte de vernis.

La *Méthode de M. Renou* est exposée ainsi qu'il suit dans le journal de M. Lucas-Championnière :

L'enfant est installé dans une chambre suffisamment aérée, munie d'une cheminée pour assurer un renouvellement continuel de l'air respirable. Faute de mieux, une large loge lui est faite avec des draps ou des couvertures, de façon à pouvoir emmagasiner autour de lui la chaleur et l'antisepsie aérienne. Il sera constamment tenu dans cette buée humide et chaude à 20 ou 22 degrés de chaleur. Il sera alimenté aussi abondamment que le permettra l'état gastrique qu'on surveillera, stimulé avec des vins généreux, l'alcool et le quinquina. Il prendra des doses quotidiennes et proportionnelles de quinine ; il n'aura près de lui que le nombre de gardes strictement nécessaires. Pour obtenir la vaporisation phéniquée on se sert habituellement d'un fourneau de cuisine à pétrole, de deux à l'occasion, et d'une casserole contenant la solution phéniquée à vaporiser, laquelle sera renouvelée au fur et à mesure. Un fourneau vaporise une trentaine de litres d'eau par 24 heures.

Quant à la quantité d'acide phénique qu'on doit employer, on peut se fonder sur la règle suivante : la pièce ayant été cubée approximativement on vaporisera 1 gramme d'acide phénique par mètre cube et par 24 heures ; on graduera les doses, suivant l'effet poursuivi ou obtenu, suivant l'acidité de l'air qui doit être maintenu très respirable.

Le médecin et la garde sont d'excellents juges, d'après leurs propres muqueuses.

Les urines de l'enfant seront surveillées avec soin ; au premier signe renouveler l'air et diminuer l'acide phénique.

Après la Trachéotomie redoubler la surveillance. Il faut à ce moment réduire toujours et sensiblement la dose antiseptique.

Le malade trouve donc dans son milieu aérien, la chaleur, la vapeur et l'antisepsie.

On voit, par ces indications, que M. Renou a modifié la formule qu'il employait autrefois, et dans laquelle figuraient l'acide benzoïque et l'acide salicylique.

M. Geffrier, qui emploie la même méthode, place dans la salle de l'hôpital, cubant environ 200 mètres, un fourneau à pétrole et un large plat en fer battu, contenant un litre environ de la solution suivante :

Acide phénique. . . 50 grammes
Alcool. . . . . . . 50 grammes
Eau. . . . . 1 litre

Cette solution est maintenue constamment en ébullition lente, et renouvelée au fur et à mesure des besoins. Dans la solution on ajoute une poignée de feuilles d'Eucalyptus, qu'on renouvelle une fois par jour. Au milieu du plat, on peut ajouter un vase de terre contenant de l'essence de térébenthine, qui s'évapore ainsi au bain-marie.

La moyenne de la vaporisation journalière est d'une dizaine de litres, ce qui correspond à 450 grammes d'acide phénique pour 24 heures. Malgré cette quantité énorme d'acide phénique, M. Geffrier n'a jamais vu survenir d'accidents sérieux imputables à cette substance. Les enfants de moins d'un an ont parfaitement supporté cette atmosphère phéniquée pendant plusieurs semaines.

Le docteur René Couëtoux (*Moniteur Thérapeutique* 1885, page 104) traite la diphthérie par l'essence de térébenthine en fumigations, en vaporisations et en inhalations.

Il fait brûler de l'essence dans une cuiller de fer, au milieu de l'appartement, au-dessus d'un vase quelconque inattaquable à la flamme. On recommence quand l'odeur forte de la térébenthine tend à disparaître, en général toute les demi heures.

Les vaporisations se font à l'aide d'une bouillotte placée au-dessus d'une lampe à alcool, on verse l'essence dans l'eau de la bouillotte.

Pour les inhalations on se sert d'un mouchoir de poche constamment mouillé d'essence de térébenthine que le malade ne cesse de respirer.

L'hygiène nous fournira deux armes précieuses pour lutter contre la contagion et la diffusion du mal : *L'isolement et la désinfection par l'étuve.*

Mais si ces moyens sont faciles à prescrire ils sont difficiles à exécuter.

L'isolement n'est possible qu'à l'hôpital et ils sont rares les hôpitaux qui peuvent isoler leurs diphthéritiques (je ne parle pas de Paris, bien entendu).

Dans la clientèle civile c'est à peu près un mythe. On n'empêchera jamais les parents, les amis, les voisins de communiquer avec le malade et d'aller puiser à sa source la contagion pour la répandre partout sur leur passage. Tout au plus obtiendra-t-on qu'on éloigne les autres enfants, et encore pas toujours !

Dans une localité où j'ai exercé la médecine, il existe une pieuse et touchante coutume. Quand un enfant meurt, les enfants du quartier et des quartiers voisins vont en bande faire visite au petit mort. La Chambre est transformée en chapelle blanche ; l'enfant vêtu de blanc et la tête couronnée de fleurs blanches est étendu sur un lit bien blanc couvert de petites couronnes et de fleurs. A la sortie de l'école les petits camarades s'empressent d'aller voir ce triste spectacle de la mort. Les enfants qui ne peuvent pas marcher sont portés sur les bras de leurs mères. Jusqu'au moment de l'inhumation c'est une procession continue d'enfants dans la maison mortuaire.

Un jour en allant visiter un malade je trouvai, au bas de l'escalier de la maison, une légion de petits sabots rangés avec ordre, je crus qu'il y avait, dans cette maison, une école d'enfants et je fus surpris du silence qui régnait dans une pareille école. Je pris des renseignements et j'appris qu'un enfant était mort du croup la nuit précédente et que ces nombreux sabots appartenaient aux enfants du voisinage qui étaient venus tenir compagnie à leur petit camarade décédé.

Ils étaient là une trentaine d'enfants, silencieux et pieusement agenouillés aux pieds du lit, remplissant une chambre étroite d'ouvrier, dans une atmosphère empoisonnée de diphthérie, ne se doutant pas, les pauvres petits enfants, que

« Le croup, monstre hideux, épervier des ténèbres »

V. Hugo.

ne tarderait pas à se ruer sur quelques uns d'eux et à les saisir à la gorge.

Je m'empressai de faire comprendre le danger de ces visites, j'en causai avec plusieurs mères de famille de la localité ; toutes me répondirent invariablement : c'est la coutume, on ne peut pas faire autrement sans offenser ses voisins.

Qu'on s'étonne après cela, que la diphthérie se propage si vite et se fixe si longtemps dans un quartier !

La puissance de la contagion diphthéritique est si grande qu'il suffit qu'un enfant parfaitement sain séjourne quelques instants dans une voiture qui a servi au transport à l'hôpital d'un enfant diphthéritique pour que l'enfant bien portant soit atteint de la même maladie. On en cite plusieurs exemples.

Aussitôt qu'un cas de diphthérie se déclare dans un quartier, il serait à souhaiter qu'on pût enlever le malade et le porter à l'hôpital, où il serait placé dans un pavillon spécial éloigné des salles, et livré aux soins intelligents et dévoués de bonnes sœurs ;

celles-là ne craignent pas la contagion. Tant que les parents ne se résigneront pas à ce douloureux sacrifice le danger de la contagion subsistera. Que de Trachéotomies guériraient à l'hôpital quand on ne peut même songer à les entreprendre à la ville ou à la campagne, à cause de la certitude assurée que l'opéré ne sera ni soigné ni surveillé après l'opération, à cause de l'état de pénurie et de dénuement de certaines familles! Et pourtant, à une époque où la natalité toujours décroissante menace sérieusement l'avenir de la France, à une époque où des nations coalisées s'apprêtent à se ruer sur elle, il faut de toute nécessité, il faut économiser la vie de ses enfants qui deviendront ses défenseurs!

Parmi les pays qui ont une statistique régulière c'est en France que l'on compte le moins de naissances pour 1000 habitants. Pendant la dernière période de 20 années elle a été de 25, 3 sur 1000 habitants. A ce point de vue, mais à ce point de vue seulement, la France est la dernière nation de l'Europe; la Hongrie la première avec 43,0 naissances sur 1000, l'Empire Allemand 39,0 au 3e rang. (Victor Turquan).

Il faut donc faire tout ce qui est humainement possible pour opposer à cette pauvreté de la natalité la pauvreté de la mortalité.

On ne peut obliger aucune mère à priver son enfant de ses soins, mais on peut rendre la désinfection par l'étuve obligatoire. On criera tant qu'on voudra à la violation de la liberté, mais il faut qu'on se décide à faire des règlements d'administration publique qui obligent les familles à soumettre à la désinfection par l'étuve les linges, les vêtements, le matériel de literie des diphthériques et qu'on désinfecte leur appartement. Il faut que chaque mairie et chaque hôpital aient une étuve et un personnel chargé de la désinfection ; ce service sera gratuit pour les pauvres, rétribué par ceux qui peuvent payer. Que l'on dépense un peu moins en fêtes publiques et on trouvera l'argent nécessaire ; la conservation de la vie est plus utile que des illuminations.

Qu'on lise l'intéressante communication de M. le docteur Sevestre à la *Société médicale des Hôpitaux*, le 25 janvier 1889, et on aura la preuve de la bienfaisante efficacité de l'étuve.

Pendant les six premiers mois de l'année, 78 cas de diphthérie se sont déclarés à l'Hospice des enfants assistés ; pendant les six derniers mois il y en a eu 13. — Que s'est-il donc passé ? une chose bien simple en apparence, on a établi une étuve. M. Sevestre, convaincu que la contagion se faisait par les vêtements et le linge, réclama avec instance, auprès de l'administration, l'établissement d'une étuve dont la température pouvait être portée à 120 degrés.

A partir du jour où l'étuve fonctionna, la diphthérie disparut subitement ; le pavillon d'isolement resta abandonné pendant trois mois, *ce qui ne s'était jamais vu.*

Plus tard il est venu du dehors des cas très graves de diphthérie, eh bien ! malgré ce foyer infectieux, il ne s'est pas déclaré un seul cas intérieur de diphthérie, excepté dans l'unique endroit qui n'avait pas été désinfecté, c'est-à-dire le service de chirurgie.

« L'établissement municipal d'un certain nombre
» d'étuves dans Paris et l'obligation d'y faire passer
» tous les objets qui ont été en contact avec les
» malades, arrêterait bientôt la marche désastreuse
» de la diphthérie. Ainsi, dit M. Sevestre, seraient
» conservés les milliers d'enfants bien constitués
» que cette maladie enlève chaque année à la
» Patrie. »

Monsieur le docteur Lucas, directeur du service de santé de la marine au port de Lorient, a inventé un *grand vaporisateur portatif*, remarquable par sa puissance de désinfection. En quelques minutes cet excellent appareil remplit de ses vapeurs phéniquées tièdes un vaste appartement, une salle d'hôpital. En modérant le jet de vapeur on s'en sert pour les pansements. Mais c'est surtout comme désinfectant de l'atmosphère d'une salle d'hôpital, d'une chambre de caserne, d'un intérieur de navire, d'une chambre de malade que le puissant vaporisateur du docteur Lucas rend de précieux services.

Grâce à lui, on peut faire, avec succès, à l'hôpital de la marine de Lorient, de la chirurgie conservatrice à outrance. Grâce à lui, une épidémie naissante de fièvre typhoïde à bord de l'*Iphigénie*, frégate-école des aspirants de marine, a pu être enrayée à la suite d'une désinfection complète et rigoureuse de cette frégate.

Il serait à souhaiter que cet appareil fût adopté par les hôpitaux civils ou par les municipalités, et qu'on pût, sur la demande des médecins, le mettre à la disposition du public, toutes les fois qu'il est nécessaire de désinfecter des maisons ou des appartements où ont régné des maladies contagieuses.

On trouvera la description détaillée de l'appareil du docteur Lucas dans une très bonne thèse de Paris de M. le docteur Georges Delrieu, 1887.

Quant aux objets matériels qui ont servi aux malades, objets de literie, linge de corps et autres, c'est à l'étuve à vapeur chauffée à 120° qu'il faut recourir ; elle seule peut tuer avec certitude les microbes pathogènes.

Conclusion. — Comme nous ne tenons pas encore le précieux vaccin, comme la matière médicale, malgré ses richesses toujours croissantes, ne fournit pas de remède d'une efficacité certaine, comme les étuves se feront attendre plusieurs années, il faudra bien encore recourir à la chirurgie, l'*ultima ratio*, la suprême ressource pour introduire l'air respirable dans la poitrine de ces pauvres enfants qui étouffent sous la terrible étreinte du croup.

La méthode chirurgicale que j'ai exposée dans ce travail est simple et rapide. Elle permet à tout médecin appelé en toute hâte près d'un malade en danger d'asphyxie de lui pratiquer seul, sans aide, l'opération qui peut-être lui sauvera la vie.

Mes Trachéotomes sont, je le répète, des instruments d'urgence pour une opération d'urgence. Ils suffisent à toute l'opération et leur maniement est si simple, si facile, qu'aucun médecin ne pourra se dérober à l'opération sous prétexte qu'elle est difficile et qu'il n'est pas opérateur. D'un autre côté, l'opération est si prompte et la mutilation qu'elle produit est si légère, que bien peu de parents se refuseront à l'accepter pour leurs enfants.

Chez l'enfant je pratique avec mes instruments la Trachéotomie supérieure et la Crico-Trachéotomie, de préférence la Trachéotomie supérieure.

Chez l'adulte, je conseille la Laryngotomie inter-crico-thyroïdienne de préférence à la Trachéotomie. C'est en pénétrant dans l'espace crico-thyroïdien, et au besoin en coupant le cricoïde, si l'instrument ne passe pas, que l'on arrive le plus facilement et le plus rapidement à introduire, dans le conduit respiratoire de l'adulte, une canule d'un diamètre suffisant pour assurer une libre respiration.

Toutes ces opérations sont faciles avec mes Trachéotomes.

Mon but, en les faisant connaître, est de contribuer à vulgariser la Trachéotomie par la simplicité, la rapidité et la sûreté du procédé opératoire, afin de diminuer, le plus qu'on pourra, le nombre des victimes du minotaure qui dévore tous les ans à la France plusieurs milliers de ses enfants.

CHAPITRE IV

16 OBSERVATIONS DE TRACHÉOTOMIES

pratiquées avec les Trachéotomes du docteur JACOLOT :
les 7 premières avec le Trachéotome porte-canule, les
9 autres avec le Trachéotome à lame cachée.

—

1re Observation *du docteur Maréchal de Brest*

Pierre S... de Recouvrance (Brest) 4 ans 1/2,
malade depuis 5 jours, a rendu des fausses membranes pendant la nuit. Aphonie complète. Asphyxie
au début et anesthésie à peu près complète. Opéré
dans la matinée du 12 mai 1882 par le docteur
Maréchal, avec le concours de M. le docteur Foll
et de M. Kérébel. Soulagement immédiat, mais
l'ectasie pulmonaire était déjà si prononcée que le
mieux se soutient avec peine. Ecouvillonnement
très attentif. Le 15, au matin, on retire la canule
pour la première fois. Le tubage de la plaie est
bien fait. La cautérisation au nitrate d'argent, en
provocant de violents efforts de toux, entraîne encore
des fausses membranes. Le 16, substitution d'une
canule plus petite. Le 18, mieux général, essai de la
canule en bouton de chemise de Gerdy, très bien

supportée d'abord, mais une heure après accès grave de suffocation causé par une large fausse membrane qui touche pour la première fois les cordes vocales et détermine le spasme. Le docteur Foll, accouru aussitôt, peut dilater la plaie, et après rétablissement de la respiration, replacer la première canule. Le 21, c'est-à-dire le 10e jour, on retire définitivement la canule. Le 24, l'enfant est très bien, la voix tout-à-fait revenue. L'appétit excellent.

DEUXIÈME OBSERVATION *du docteur Maréchal*

Françoise X... de Recouvrance (Brest) 3 ans, malade depuis 4 jours, a rendu des fausses membranes en tœnia. Aphonie. Toux en cri de coq. Pouls à 150. Respiration 44. Température 41. Asphyxie imminente. Analgésie. Opération le 16 mai 1882 par M. le docteur Maréchal, avec le concours des médecins de la famille, MM. les docteurs Foll et Miorrec. Opération très facile, rapide, mais une fausse membrane décollée vient coiffer la canule. Celle-ci est retirée vivement sur conducteur tubé. La fausse membrane est extraite rapidement et la canule est replacée aussitôt. L'enfant renaît à la vie et la famille se livre à la joie. La journée, la nuit et la matinée du lendemain se passent très bien; dans l'après-midi, le père affolé arrive chez M. Maréchal. lui annonçant que l'enfant étouffe. Bien que M. Maréchal se soit empressé de se rendre à l'appel du père, il trouva l'enfant morte depuis dix minutes environ. La plaie était béante et bien tubée, au fond de cette plaie on voyait l'ouverture également béante de la trachée, bien médiane et régulière.

Voici ce qui était arrivé : au moment du lavage de la canule interne, la mère, distraite, ne s'aperçut pas que les liens qui fixaient la canule externe s'étaient dénoués ; dans un effort de toux convulsive cette canule externe fut chassée au loin. La respiration s'embarrassa aussitôt, les parents perdirent la tête, ne se servirent pas des instruments de secours que j'avais laissés à leur disposition ; on courut chercher le médecin qui malheureusement arriva trop tard.

3e OBSERVATION *du docteur Maréchal.*

Marie B... de Brest, 3 ans, atteinte depuis huit jours de Laryngo-Bronchite ; depuis 36 heures elle a de fréquents accès de suffocation. Le 31 mai 1882, à 9 heures du matin, l'enfant est au début de l'asphyxie. Elle a eu, pendant la nuit, quatre à cinq accès de suffocation. L'anesthésie est telle que le maintien sur la table est inutile. L'opération a été des plus simples, presque exsangue, l'enfant n'a pas perdu une cuillerée de sang. Evacuation immédiate de fausses membranes. Résurrection véritable à laquelle la famille peut à peine croire ! MM. les docteurs Penquer et Caroff assistaient M. Maréchal dans cette opération. L'enfant boit de suite. Le 4 juin, on retire la canule, la plaie est bien tubée. Son trajet, étant recouvert de produits diphthéritiques, on le cautérise. On replace la canule pour la nuit le 4 et le 5. Le 6 juin on la retire définitivement. L'enfant se nourrit bien, mais avale de travers, à cause de la parésie diphthéritique. La nourriture, la promenade au grand air achèvent la guérison (vers le 15 juin).

4e Observation *du docteur Maréchal*

André X... de Brest, garçon délicat de 9 ans, atteint d'angine tonsillaire depuis 8 jours, a rejeté des fausses membranes à la suite d'un ipéca qui lui a été prescrit par le docteur Delattre, son médecin. Cornage et aphonie. Le 13 juin 1882, dans la matinée, l'asphyxie commence. M. le docteur Maréchal, assisté des docteurs Delattre et Cerf, fait la Trachéotomie. L'opération est très prompte et facile, mais la canule s'obstrue bientôt de fausses membranes volumineuses qui obligent à la retirer sur conducteur pour agir plus librement. — Résurrection. — L'enfant respire bien toute la journée et joue, mais le pouls baisse dans la soirée ; l'asphyxie très lente recommence, et à partir de dix heures du soir, malgré les changements de canule, ecouvillonnements, usage des toniques, etc., l'enfant suffoque à deux heures du matin.

5e Observation *du docteur Maréchal de Brest.*

Jeanne K..., Brest, rue de Paris, 14 mois, atteinte de bronchite suspecte depuis le 24 novembre 1882. Le pharynx présente des fausses membranes d'apparence diphthérique, il y a cri de coq, puis aphonie complete alternativement, un peu d'adénite sousmaxillaire. Le doc.eur Delattre, médecin de la famille, a donné plusieurs vomitifs à l'enfant. Le 30 novembre, voyant que l'asphyxie commence à se produire il appelle M. le docteur Maréchal en consultation. L'opération se fait le lendemain matin avec mon Trachéotome nº O. Cessation immédiate de la suffocation, le pouls qui était innombrable tombe à 130, la tº à 38º5. La respiration de 70 à 40. Dans la nuit il y a quelques quintes de toux qui entrainent des exsudats blanchâtres ramollis. 3 décembre, le pharynx est nettoyé, mais il y a toujours une grande gêne respiratoire causée par une bronchiorrhée considérable obligeant à nettoyer la canule très fréquemment, presque tous les 1/4 d'heure. 5 décembre, 1re tentative de changement de canule avec cautérisation de toute la plaie, suffocation imminente. 8 décembre, la trachée n'offre aucune résistance, ses lèvres sont happées avec force par le courant d'air inspirateur. Les dilatateurs de la glotte paraissent absolument paralysés. 10 décembre, changement de canule et cautérisation de la plaie sans incident. La nutrition de l'enfant est en souffrance, elle ne prend que du lait et refuse tout aliment solide. La déglutition des liquides s'opère facilement. 16 décembre, on ne repasse plus qu'avec difficulté la canule O. On la remplace par la canule OO avec canule interne modèle Krishaber. Cautérisation et même abrasion au ciseau de franges de bourgeons charnus qui bordent les lèvres de la plaie trachéale et sont attirés dans la trachée par l'aspiration convulsive à chaque pansement.

On essaie le jeu de la glotte en fermant l'orifice de la plaie toujours tubée, pendant l'expiration on obtient ainsi quelques cris qui étonnent la petite malade.

21 décembre, essai infructueux d'ablation de la canule.

31 décembre, même état. Les cautérisations ont une action condensante très efficace sur les tissus de la plaie. Vers le 15 janvier la respiration se fait bien, à chaque pansement, quand on enlève la canule ; mais à la moindre émotion la puissance de l'inspiration s'accroit, elle devient spasmodique et attire les tissus du pourtour de la plaie à la façon d'un véritable clapet ; la dilatation glottique devient insuffisante et la suffocation se prononce.

On remplace la canule ordinaire par une canule à valve, commandée par une vis et fenêtrée suivant l'axe de la trachée. L'enfant la supporta bien, passa une bonne journée et une bonne nuit et le lendemain l'opercule de la canule put être maintenu fermé. La voix se produisit et même l'enfant put crier. Le 10 février on enleva définitivement la canule et la plaie ne tarda pas à se fermer.

La canule ordinaire eût été ici complètement insuffisante pour la guérison et il a fallu s'ingénier pour arriver à ranimer le jeu des cordes vocales. Or, le véritable excitant c'est l'air lui-même, car, sur un enfant aussi jeune, l'électricité n'eût fait que provoquer des spasmes dangereux et, d'un autre côté, on ne pouvait pas lui laisser une canule à perpétuité.

Ce cas, dit M. Maréchal, vient s'ajouter à d'autres pour prouver que la Trachéotomie est une manœuvre chirurgicale qui s'applique à tous les âges. Seulement chez les très jeunes enfants l'ataxie de la glotte s'accuse plus encore et est plus durable que chez les opérés d'un âge plus avancé. A cet âge tendre la mollesse de la trachée rend aussi l'opération plus délicate.

6e OBSERVATION. — *Observation de l'auteur*

Enfant L..., au Rouault, en Kerentrech-Lorient, âgé de 7 ans, atteint de bronchite depuis quelques jours, pris de suffocation hier soir, dyspnée toute la nuit. Aujourd'hui 9 avril 1883, nouvel accès de suffocation dans la matinée. Traité par M. le docteur Fatou qui lui a fait prendre des vomitifs et des potions au chlorate de potasse. Je suis appelé à 2 heures de l'après-midi en consultation avec mon excellent confrère le docteur Fatou. La dyspnée est très forte. Orthopnée. Voix et toux aphones. Dépression très marquée à la région épigastrique, à chaque inspiration le malade semble avaler son diaphragme. A l'auscultation absence complete de bruit respiratoire, paleur du visage, grande faiblesse du pouls. Pas la moindre trace de fausses membranes à la gorge. Amygdales un peu grosses ; rougeur du pharynx. Pas de traces de fausses membranes dans les matières vomies. Que nous ayons affaire à une laryngite œdémateuse ou diphthéritique nous trouvons qu'il y a urgence à opérer. Mon confrère a la bonté de me confier ce soin.

Deux ouvriers qui travaillaient dans le voisinage sont invités à nous servir d'aides pour maintenir le petit malade. Le père et la mère sont éliminés.

L'enfant est porté sur une petite table, enroulé dans une couverture de laine, une serviette est passée par dessus les bras et solidement nouée, un aide est chargé d'immobiliser la tête, l'autre fixe les pieds en les saisissant entre les genoux et, en même temps, saisit les mains de l'enfant par dessous la couverture. Je place sous les épaules de l'enfant une bouteille de grès à bière, enveloppée dans un petit coussin. Le cou est bien tendu. De la main gauche je saisis l'appareil laryngien et je le fais saillir en avant. De la droite j'incise la peau du cou au dessous de l'espace crico-thyroïdien. Le cou de l'enfant était très gras, je prévoyais des difficultés pour opérer. En effet, aussitôt l'incision de la peau, la graisse fit saillie à l'extérieur, je continuai l'incision des parties molles par un mouvement de haut en bas et de bas en haut et je ne tardai pas à sentir la résistance de la trachée. J'incisai les premiers anneaux, aussitôt un sifflement très caractéristique se produisit dans l'instrument et m'annonça que j'étais très bien dans la trachée, j'agrandis un peu l'incision des anneaux et j'introduisis le bout de la canule sans la moindre difficulté. Quand je sentis qu'elle était bien engagée j'abandonnai le Trachéotome qui se dégagea de lui-même, j'enfonçai la canule en place. Alors je fis redresser le petit malade. Un flot de mucus et de fausses membranes s'échappa par la canule, une d'elles avait une longueur de 0m,06. La respiration se rétablit immédiatement et la physionomie prit aussitôt une expression de calme et de bien-être parfaits. L'enfant n'opposa pas la moindre résistance pendant l'opération. On le coucha. On montra aux parents la manœuvre de la canule interne et on recommanda les nettoyages et les désobstructions de la canule. L'enfant put boire sans difficulté une cuillerée de malaga.

10 avril au matin, 3 petits accès de dyspnée, pendant la nuit quelques fausses membranes sont rendues par la canule. Pas de fièvre. Il a pu prendre du chocolat. M. le docteur Fatou retire la canule un moment, il survient des quintes de toux et la respiration s'embarrasse. Il peut replacer la canule sans dilatateur.

Le 11, 12 heures de sommeil.

Le 12, retrait de la canule un moment, quelques lambeaux de fausses membranes et des crachats sanguinolents ont été expulsés.

Le 13, le mieux continue, l'enfant s'alimente bien.

14 au matin, retrait définitif de la canule, respiration bonne. Il parle distinctement.

Le 16, l'enfant continue à aller aussi bien que possible. Il peut chanter. Le 20 avril, la plaie est complètement cicatrisée.

Ainsi la canule a pu être retirée le 5e jour et 5 jours après la cicatrisation était parfaite.

Le 4 mai, l'enfant est venu me voir. La trace de l'opération ressemble à la cicatrice d'un petit furoncle que l'enfant aurait eu au cou. Quelle différence avec les longues cicatrices linéaires que laisse après elle la Trachéotomie ordinaire !

7e OBSERVATION DE TRACHÉOTOMIE (*de l'auteur*).

Enfant K... de Kerentrech (René), 2 ans 1/2. Je suis

appelé dans la nuit du 17 au 18 septembre 1883, pour voir cet enfant pris subitement de toux croupale. Il avait passé une très bonne journée. Je ne vois rien à la gorge. Je prescris un vomitif à l'ipéca, à la suite duquel la dyspnée se calme. Le lendemain matin je trouve deux plaques blanches sur les amygdales. J'insuffle de l'acide borique, et je fais toucher les amygdales toutes les deux heures avec :

Glycérine.	15 grammes
Acide Borique . . .	5 grammes
Eau	15 grammes

Dans la journée la maladie fait des progrès, la dyspnée augmente dans la nuit, des accès de suffocation surviennent. Enfin le 19 au matin l'urgence d'opérer se présente. Le docteur Cousyn partage mon opinion et m'assiste.

L'enfant nu est enveloppé dans une couverture de laine et porté sur une table à jeu garnie de 2 oreillers. Les bras sont liés avec une serviette. Une bouteille de grès recouverte de linge est placée sous ses épaules.

Un aide fixe bien la tête, un autre, aux pieds, tient les bras par dessous la couverture et immobilise les jambes. J'incise avec mon Trachéotome numéro 0 au dessous de l'espace crico-thyroïdien, après avoir eu soin de bien fixer le larynx et de le porter en avant. L'incision de la peau a un centimètre et demi environ ; je fouille les tissus sous-cutanés par quelques mouvements de va-et-vient de bas en haut et de haut en bas et j'arrive sur les anneaux de la trachée. J'incise la trachée, le sifflement avertisseur se produit très bien. J'agrandis un peu cette incision et je fais pénétrer le bout de ma canule sans la moindre difficulté, l'enfant est redressé et je laisse échapper le Trachéotome. Alors j'enfonce complètement la canule. L'opération a été faite en quelques secondes.

L'enfant est à l'état de mort apparente. On le flagelle, on lui fait la respiration artificielle. Je lui insuffle de l'air dans les poumons à l'aide d'un insufflateur en caoutchouc. La respiration renait puis s'arrête. Collapsus complet des poumons. Pendant près d'une demi-heure il faut exciter l'enfant, le flageller avec des serviettes mouillées, lui insuffler de l'air et lui faire la respiration artificielle. Enfin la respiration s'établit, la chaleur se réveille, la connaissance revient. On essaie la déglutition, elle se fait très bien. On lui fait prendre du café alcoolisé, on l'habille et on le couche. L'enfant, tombant de sommeil, s'endort aussitôt. La respiration est calme. De temps en temps un coup de toux fait sortir par la canule du mucus légèrement sanguinolent avec quelques débris de fausses membranes.

La journée se passe aussi bien que possible et laisse concevoir les plus douces espérances à la famille. L'enfant, assis sur son lit, se livre à ses jeux et s'alimente convenablement.

Dans la soirée, la toux augmente et la fièvre s'allume t° 40°5. Nuit très agitée, dyspnée.

Le 20 au matin, je constate que tout le poumon droit est occupé par des râles sous-crépitants, très abondants, sans souffle. Son action semble paralysée. L'air passe parfaitement par la canule, et la dyspnée ne tient pas au défaut de perméabilité de cette canule, mais à l'état du poumon droit qui fonctionne si mal. Plusieurs fois dans la journée je fais insuffler de l'air par la canule et je pratique la respiration artificielle, chaque fois notre pauvre petit malade se ranime un moment, puis ne tarde pas à tomber dans un état d'affaissement complet. La faiblesse et l'asphyxie marchent rapidement et l'enfant succombe à 9 heures du soir, environ 36 heures après l'opération.

8e OBSERVATION *du docteur Cousyn de Lorient.*

Enfant S.... de Kerentrech-Lorient, 4 ans 1/2.

Le 22 septembre 1883, je suis mandé par mon excellent confrère le docteur Cousyn, près de cet enfant qui asphyxiait, le docteur Le Moyne est aussi appelé en consultation. Nous reconnaissons tous l'urgence de l'opération. Elle est acceptée par la famille et pratiquée avec mon *nouveau Trachéotome à lame cachée,* par le docteur Cousyn qui voulut bien employer, sous mes yeux, mon procédé opératoire.

L'opération se fit très rapidement, sans incident particulier. Pendant les quatre jours qui la suivirent, la déglutition se fit facilement, le 5e jour l'enfant manifesta de la répugnance pour les aliments et de la difficulté à déglutir. On s'aperçoit que le lait et les autres aliments liquides s'écoulent par la plaie du cou. En même temps surgit une complication nouvelle, la scarlatine. L'enfant ne s'alimentant plus suffisamment et ayant une fièvre assez

forte, faiblit sensiblement. Heureusement la paralysie diphthéritique qui empêchait l'épiglotte de
recouvrir l'orifice supérieur du larynx et qui, par
suite, laissait les liquides s'écouler dans le larynx,
ne dura pas très longtemps, le 10 octobre la déglutition put se faire convenablement. Le 15 octobre
on put enlever définitivement la canule. Plusieurs
essais de retrait de la canule furent faits les jours
précédents, mais ils ne réussirent pas. Pour essayer
le jeu des cordes vocales on remplaça la canule
ordinaire par une canule percée sur le sommet de
sa convexité d'une ouverture elliptique permettant
à l'air de faire vibrer les cordes vocales. Quand on
bouchait l'ouverture extérieure de cette canule,
l'enfant parlait distinctement. Pendant 24 heures il
put supporter cette canule bouchée, alors on se
décida à enlever tout-à-fait la canule. Cinq ou six
jours après la plaie du cou était fermée. La voix de
ce petit opéré s'est complétement rétablie.

9e OBSERVATION *(de l'auteur)*.

Enfant C... de Lorient, 3 ans 1/2, malade depuis
trois jours d'une bronchite simple en apparence. Le
24 octobre 1883, à 10 heures du matin, on m'appelle
près de lui. Je constate une forte dyspnée, une voix
à moitié éteinte et une toux presque aphone, je
trouve des fausses membranes sur les amygdales.
Bruit respiratoire extrèmement affaibli. Je fais
prendre un ipéca qui fait vomir assez abondamment
mais qui n'amène pas de fausses membranes. La
dyspnée persistant, 2 heures après le vomitif (à midi),
je fais prendre, en injection hypodermique, 0gr01c

de pilocarpine. Elle provoque une salivation très abondante et de la sudation. La toux change de timbre, elle est grasse et un peu sonore, la voix revient un peu, le tirage diminue. A 2 heures de l'après midi le docteur Cousyn, plus confiant que moi dans l'efficacité de la pilocarpine, m'engage à insister sur ce médicament. Nous formulons la potion suivante :

Chlorhydrate de Pilocarpine.	0, gramme 025
Pepsine	0, gramme 50
Acide Chlorhydrique . . .	1 goutte
Eau.	75 grammes

Je fais prendre deux grandes cuillerées de la potion. Au bout de quelques minutes l'enfant bave abondamment. Il donne quelques coups de toux grasse et fait des efforts de vomissements qui n'amènent qu'un peu de mucus gastrique. Salivation et sudation abondantes. Pas une fausse membrane ne se détache. Le petit malade parait très fatigué, cependant la respiration est moins anxieuse. A 4 heures je fais prendre une cuillérée de la même potion qui ne produit aucun effet bien sensible. Après la pilocarpine, j'ai fait prendre un petit verre de vin sucré. Dans la soirée tous les symptômes s'aggravent, enfin à 8 heures l'opération est décidée.

Je la fais avec mon Trachéotome à lame cachée avec l'assistance obligeante du docteur Cousyn. Deux ouvriers servent d'aides : l'un pour la tête, l'autre pour les pieds (ce dernier tomba en syncope au moment où l'air s'introduisit avec bruit dans la canule). M. le docteur Cousin est en face de moi, chargé d'éponger le sang, afin qu'il en coule le moins possible dans la trachée. Le cou de cet enfant est très gras et exceptionnellement court, par suite, il y a très peu de place pour manœuvrer et aussi une grande difficulté pour trouver l'espace crico-thyroïdien qui me sert de point de repère, je le trouve néanmoins. Je saisis bien mon larynx, je le porte en avant, j'incise la peau immédiatement au-dessous de l'espace crico-thyroïdien, dans une étendue 0m02 centimètres environ. En deux ou trois mouvements de va-et-vient de haut en bas et de bas en haut j'arrive sur la trachée, je l'ouvre, j'agrandis un peu l'ouverture, alors, rentrant la lame tranchante dans sa cachette, j'enfonce la canule dans la trachée sans la moindre difficulté. Je retire aussitôt le Trachéotome. L'enfant respire parfaitement et paraît tout surpris de respirer si aisément. Sa physionomie exprime le calme le plus parfait. Il n'a perdu qu'une cuillerée de sang environ et l'opération a à peine duré en tout 30 secondes. On l'habille et on le remet au lit. La déglutition se fait très bien. Je reste une heure près du petit malade. La fièvre qui avait cédé un moment à la suite de l'opération reparaît avec une nouvelle ardeur.

25 octobre, la nuit s'est bien passée. La canule a été très bien entretenue, j'y trouve plusieurs débris de fausses membranes colorées en noir (une lampe fumeuse avait éclairé l'appartement pendant la nuit), respiration douce, calme. L'expansion vésiculaire s'entend bien dans les deux poumons, quelques râles muqueux dans les bronches. Cependant

la fièvre persiste t° 40°5, pouls à 152. Je pense qu'une fièvre éruptive va se déclarer. Potion : per_chlorure de fer X gouttes, alcoolature d'aconit X gouttes, sirop de gomme 30 grammes, eau 90 grammes.

Pendant toute la journée du 25 octobre la respiration est bonne et la marche de la diphthérie semble arrêtée. Cette amélioration apparente ne devait pas durer longtemps. Pendant la nuit plusieurs accès de suffocation eurent lieu.

Le 26 au matin je trouve le pauvre petit opéré à l'état d'asphyxie et d'anesthésie. Une fausse membrane obstrue le passage de l'air au poumon gauche, on n'y entend plus le bruit respiratoire ; à droite la respiration est affaiblie. Visage pâle, pouls petit, nez froid, lèvres et extrémités des doigts et des orteils cyanosées. La canule est libre.

J'insuffle de l'air dans les bronches avec un insufflateur et je fais la respiration artificielle pendant près d'une heure. Le pouls se remonte un peu, les joues se colorent légèrement. Je fais prendre le reste de la potion à la pilocarpine indiquée plus haut. Au bout de 10 minutes un flot de salive s'écoule par la bouche et même par le nez, mais aucune fausse membrane ne se détache. A midi l'enfant vit encore. La cyanose des extrémités a fait des progrès. Je recommence les manœuvres de respiration artificielle avec insufflation d'air. Une injection hypodermique d'éther fait remonter le pouls. A 2 heures, même état toujours très alarmant, extrémités froides. A 5 heures, une amélioration inattendue, inespérée se présente. Respiration à 40 au lieu de 60, pouls à 120 au lieu de 150, une bonne chaleur se répand sur tout le corps, la cyanose diminue. L'enfant reprend son affreux petit caractère, il me bat, il bat toutes les personnes qui s'approchent de son lit, il s'échappe de ce lit pour aller à celui de sa mère. Un léger espoir luit dans la famille ! Cependant il refuse tout aliment et ne veut boire que de l'eau. A 8 heures du soir la suffocation reparait, à 8 heures 1/4, 48 heures après l'opération ce drame qui a duré trop longtemps se termine, l'enfant s'éteint !

10e OBSERVATION *du docteur Cousyn, de Lorient.*

Enfant S... de Kerentrech-Lorient, 6 ans, opéré *in extremis*, à 2 heures du matin, dans la nuit du 31 décembre au 1er janvier 1884, par M. le docteur Cousyn. Il y avait urgence à opérer vite, puisque l'enfant était mourant. On se servit de mon Trachéotome à lame cachée. Bien que la canule ait été introduite en quelques secondes dans la trachée, l'enfant succomba aussitôt après l'opération. On tenta vainement la respiration artificielle et les flagellations à l'eau froide.

L'opération a été faite trop tard, l'enfant n'a pas eu la force de la supporter !

11e OBSERVATION *(de l'auteur)*

Enfant C... de Kerentrech-Lorient. Petite fille de 4 ans, malade depuis 4 jours d'une angine diphthéritique. Le docteur Le Querré appelé près de cette enfant, dans la soirée du 23 mars 1884, reconnait un commencement de croup. Le lendemain matin mon confrère m'invite à visiter la malade avec lui, nous constatons que depuis la veille au soir l'asphyxie a fait des progrès : le visage est pâle, les lèvres cyanosées, la dyspnée très forte. Aphonie de la toux et de la voix. On entend à peine le bruit d'expansion vésiculaire des poumons. Tirage avec dépression sous-sternale. L'examen de la gorge décèle un gonflement sensible des amygdales avec larges plaques diphthéritiques. L'opération est proposée et acceptée par la famille. M. le docteur Le Querré veut bien me la laisser faire avec mon *Trachéotome à lame cachée*. Je la pratique par ma méthode ordinaire très facilement et très rapidement. L'enfant respire bien et avale sans difficulté.

Le 25, les premières 24 heures se passent très bien. Nous recommandons des toniques ; au lieu de quelques cuillerées de malaga prescrites on fait prendre un grand verre de ce vin dans la journée. Il en résulte une grande agitation, une véritable ivresse qui dépasse le but proposé. Il y eut un peu de fièvre.

Le 26, un accès de suffocation est produit par une fausse membrane qui est venue se plaquer sur l'ouverture inférieure de la canule. Avec une plume de poulet introduite dans la canule et tournée plusieurs fois sur elle-même on a pu la saisir et l'enrouler sur les barbes de cette plume et l'extraire.

Sauf cet incident, l'enfant va bien. Le pouls est à 80°. La déglutition se fait bien, la respiration aussi. L'enfant joue sur son lit.

27 mars, la diphthérie a envahi la langue, une plaque diphthérique au bout de la langue est touchée avec l'acide borique. La déglutition est assez pénible, cependant le lait passe. Pas de fièvre.

Le 29, 6e jour après l'opération, état satisfaisant, alimentation pénible à cause de l'état de la langue, on ne peut retirer la canule plus de quelques minutes sans que la respiration s'embarrasse.

Le 30, toux fréquente, rien aux poumons. L'enfant refuse les aliments pâteux, mais boit suffisamment de lait, un litre environ par jour, pour que la nutrition ne souffre pas trop. La respiration se fait assez bien sans canule, mais aussitôt qu'on bouche la plaie du cou, la suffocation se produit.

Nous remplaçons la canule ordinaire par celle que j'appelle *la canule d'essai*. C'est une canule trachéale ordinaire dans laquelle la canule externe seulement est percée, au sommet de sa courbure, d'une ouverture elliptique qui permet à l'air qui vient par la bouche d'arriver à la trachée et à l'air expiré de passer par la voie supérieure, quand l'orifice extérieur de cette canule est bouché. La canule interne de cette canule d'essai n'est pas perforée au dos de sa courbure comme l'externe, de sorte que lorsqu'on veut essayer la perméabilité du larynx il suffit de retirer la canule interne et de boucher soit avec le doigt, soit avec un bouchon de liège, l'orifice extérieur de la canule externe. On voit alors comment l'enfant respire. Notre petit malade respire encore fort mal, on lui remet sa canule ordinaire.

31 mars, l'essai de la canule trouée a donné aujourd'hui un excellent résultat. Les parties placées au dessus de la plaie trachéale laissent bien passer l'air, la respiration se fait bien avec la canule bouchée. La toux a pris un moment un timbre sonore. L'état général aussi s'améliore.

1er avril 1884, 9e jour, la canule est retirée. On panse la plaie avec de la mousseline imbibée d'une solution boriquée, recouverte d'une pièce de Makintoch. La respiration est bonne, l'enfant est gaie et joue.

Les jours suivants tout marcha à merveille et le 9 avril (17e jour après la Trachéotomie) la plaie de l'opération était complètement fermée.

12e Observation *du docteur Cousyn*

Enfant R..., 2 ans 1/2, enfant d'un gendarme de la marine, soigné par M. le docteur Girault médecin de 1re classe de la marine et le docteur Cousyn de Lorient. Depuis deux jours il est atteint de diphthérie de la gorge qui s'est étendue peu à peu au larynx. Le 7 mars 1886 il a un accès de suffocation, je suis appelé en consultation, je constate un commencement d'asphyxie, un tirage très accentué avec forte dépression sous-sternale. L'opération est décidée et acceptée par la famille. Elle est faite, sous mes yeux, par le docteur Cousyn, déjà exercé au maniement de *mon Trachéotome à lame cachée*. En quelques secondes la canule est introduite dans la trachée. Pas d'hémorrhagie. Tout d'un coup l'enfant pâlit et sa respiration s'arrête. Pendant plus d'un quart-d'heure qui parut bien long pour les assistants il fallut faire la respiration artificielle, titiller l'intérieur de la trachée avec des plumes de poulet introduites dans la canule, frictionner l'enfant et le stimuler de toutes les façons. Enfin la respiration s'établit, l'enfant se ranima, la déglutition put se faire et on put lui faire prendre quelques cuillerées à café de café noir avec un peu de cognac.

Pendant les 5 jours suivants il survint quelques incidents graves tenant à l'obstruction de la canule par les fausses membranes. M. Girault, demeurant à quelques pas du petit malade, se rendait la nuit comme le jour, à l'appel de la famille et portait un secours immédiat au petit opéré, c'est à ses soins vigilants et dévoués qu'il doit l'existence.

J'avais recommandé de faire sur un fourneau à pétrole des vaporisations du mélange antiseptique employé par M. Renou de Saumur. On se servit d'un fourneau à charbon de bois qu'on plaça sur une table non loin du lit de l'enfant. On faillit l'asphyxier. Heureusement je me rendis à temps pour faire enlever cet appareil dangereux.

Le 13 mars on remplace la canule ordinaire par la canule perforée sur sa convexité pour essayer le passage de l'air par le larynx. L'enfant ne peut la garder longtemps, on la retire. Les liquides passent en partie, dans la déglutition, par la plaie trachéale. Le 15 mars les essais de perméabilité du larynx sont repris, l'air passe mais assez difficilement. Le 21 on retire la canule le jour et on la remet pour la nuit.

Le 24 mars, 17 jours après la Trachéotomie, la canule est définitivement retirée.

Le 29 mars, 22 jours après l'opération, cicatrisation complète. Les jours suivants la voix ne tarda pas à revenir et l'enfant était très bien.

13e Observation (*de l'auteur*)

Enfant L..., 4 ans 1/2, traitée pour une angine diphthéritique, depuis 4 jours, par le docteur Le Moyne de Lorient, par la méthode de M. le docteur Delthil, (combustion d'un mélange d'essence de térébenthine et de goudron de gaz). Le 31 mars 1886 je suis appelé en consultation par mon excellent confrère, nous trouvons notre pauvre petite malade haletante, aphone, extrêmement agitée, luttant contre une asphyxie imminente. Je la trachéotomise sans retard avec mon Trachéotome *à lame cachée*. L'enfant respire très bien. La nuit se passe dans le plus grand calme. La déglutition se fait facilement. Je recommande des vaporisations du mélange antiseptique de M. Renou de Saumur et une température de 20 à 21°. Tout marcha à merveille jusqu'au lendemain dans l'après-midi. L'enfant refusa de s'alimenter, elle s'affaiblit à vue d'œil et s'éteignit à minuit, 26 heures après l'opération.

14e Observation *(de l'auteur).*

Enfant B... rue du Pont à Kerentrech-Lorient.

Petite fille de 23 mois. Le 27 août 1886 au soir, je suis appelé par le docteur Le Garrec, de Kerentrech, je constate de la diphthérie pharyngienne et un commencement de croup, mais je ne trouve pas qu'il y ait urgence à opérer. On continue les moyens médicaux au milieu d'une atmosphère de vapeurs térébenthinées (méthode du docteur René Couëtoux). Le lendemain 28 août, à 7 heures du matin, je fais la Trachéotomie avec mon Trachéotome à lame cachée. Je prévoyais des difficultés opératoires sérieuses : 1o à cause de la brièveté du cou ; 2o à cause de l'état graisseux de la région ; 3o à cause de la profondeur, de la mollesse et de l'exiguité de la trachée ; 4o à cause de la difficulté de bien immobiliser l'appareil laryngien qu'on sentait à peine à travers la graisse du cou. En pareil cas je reconnais qu'une dissection lente, attentive, faite avec un bistouri ordinaire comme dans une ligature d'artère est incontestablement plus prudente que la Trachéotomie expéditive que je pratique avec mon instrument. Malgré les difficultés prévues j'entrepris l'opération avec mon Trachéotome. Je procédai lentement et j'ouvris la trachée. Au moment de rentrer la lame voilà que le verrou dérape et je ne puis introduire immédiatement la canule. Je suis obligé d'interrompre la continuité des temps de mon opération pour fixer le verrou. Ce fut l'affaire d'un instant et j'introduisis la canule. L'enfant ne respire pas, elle est pâle, immobile, on la croirait morte. Nous faisons la respiration artificielle, on la fustige avec des serviettes mouillées, on fait respirer de l'éther, on en injecte sous la peau. La respiration se rétablit faiblement mais insuffisante. Évidemment il y a un obstacle au-dessous de l'incision trachéale. J'introduis des plumes de poulet dans la trachée.

Trop faible pour tousser elle ne peut expulser à l'extérieur l'obstacle qui s'oppose au passage complet de l'air. Alors j'introduis dans la trachée une sonde de femme qui refoule et déplace cet obstacle, car aussitôt la respiration se rétablit, les lèvres se colorent, la chaleur se ranime. Je remets la canule que j'avais retirée un moment pour introduire la sonde de femme. L'enfant est mise au lit enveloppée d'une couverture chauffée. Nous ne la quittons que lorsque ce drame est terminé et nous avons la satisfaction de la remettre à ses parents dans de bonnes conditions : bien ranimée ; respirant doucement, et déglutissant facilement. Il n'a pas fallu moins d'une heure et demie de soins pour lui permettre de respirer par la canule.

Jusqu'au 11e jour tout marcha régulièrement, il y eut bien des difficultés pour l'alimentation et les liquides sortirent en partie par la plaie du cou. La canule fut retirée le 5e jour, puis pendant 2 jours elle fut remise la nuit puis enlevée tout-à-fait le 7e jour.

La plaie était fermée et touchait à la cicatrisation complète. Il n'y avait plus trace de diphthérie. Tout allait bien et l'enfant était guérie du croup lorsque, à la suite d'un refroidissement, elle gagna une pneumonie qui l'enleva très rapidement.

Bien que cette enfant ait succombé, je crois pouvoir considérer cette observation comme un cas de succès de Trachéotomie dans le croup, puisque la pneumonie s'est déclarée après l'occlusion de la plaie trachéale et qu'il n'y avait plus apparence de diphthérie.

Cette opération a été faite avec le concours obligeant du docteur Le Garrec et de M. Bruneau, interne des hôpitaux de Rennes.

15e OBSERVATION (*de l'auteur*).

Enfant L..., garçon de 3 ans, opéré le 7 septembre 1886, mort le 10 du même mois.

Appelé le 6 septembre 1886 en consultation par le docteur Quintran, médecin de la marine, pour voir cet enfant, je constate de la diphthérie pharyngienne et un commencement de croup, la voix est très voilée, il y a du sifflement laryngo-trachéal. Le lendemain nous trouvons notre petit malade dans une situation grave : très faible, pâle, ses urines sont chargées d'albumine. La voix est presque aphone, le tirage est très accentué.

La famille accepte la Trachéotomie. Je la fais avec mon Trachéotome à lame cachée. Une veine assez volumineuse que je n'avais pas vue est coupée, elle donne un flot de sang noir, je la pince avec une pince de Péan et le sang s'arrête, je continue mon opération, j'ouvre la trachée et j'introduis la canule. L'enfant ne respire pas, il y a un obstacle au-dessous de la canule, le tirage continue, l'enfant se meurt ! Je retire la canule et j'introduis un dilatateur, nous faisons la respiration artificielle J'introduis une sonde de femme dans la trachée pour déplacer l'obstacle. Peu à peu l'enfant se ranime, la respiration se rétablit, un effort de toux chasse un gros flocon de fausses membranes et de mucosités. Je profite du rétablissement de la respiration pour replacer la canule. L'asphyxie recommence, l'enfant ne sait pas respirer par cette voie. Nous retirons la canule et nous recommençons la respiration artificielle en tenant la trachée écartée avec la pince dilatatrice. L'enfant se ranime encore, ses lèvres se colorent. Je remets la canule en place. Cette fois il peut la supporter sans asphyxie. Il respire même si doucement que mes assistants croient que l'enfant ne respire pas du tout, mais ses lèvres sont rosées, son œil a repris son éclat habituel, son pouls est bon, j'essaie la déglutition qui se fait facilement, l'enfant prend quelques cuillerées à café de café noir au cognac qui le réchauffent et on le couche.

Pendant deux jours il ne survint aucun incident particulier. La respiration ne fut jamais sérieusement embarrassée. Les soins les plus assidus et les plus dévoués lui furent prodigués par le docteur Quintran qui le visitait nuit et jour et le surveillait avec une sollicitude des plus attentives. La t° ne dépasse pas 38°2. l'enfant se nourrissait. Les poumons fonctionnaient bien. En un mot tout allait bien lorsque le 4e jour après l'opération, un état syncopal survint et l'enfant succomba à l'empoisonnement diphthéritique malgré les médications les plus antiseptiques. Depuis le commencement du mal jusqu'à la fin on ne cessa de faire fonctionner dans la chambre du petit malade un appareil pour vaporiser le mélange antiseptique préconisé. par le docteur Renou, de Saumur.

Cette Trachéotomie a été faite avec le concours dévoué de M. le docteur Quintran et de Messieurs Camus et Guillet, aides-médecins de la marine.

16e OBSERVATION (*de l'auteur*).

Enfant R... rue du Port, Lorient, petite fille âgée de 5 ans. Je suis appelé en consultation par mon excellent ami le docteur Le Moyne auprès de cette belle enfant le 23 janvier 1887. Elle souffre un peu de la gorge depuis 4 jours. Je l'examine avec attention à l'aide de l'ouvre-bouche de M. de Saint-Germain, qui est extrêmement commode pour l'examen de la gorge et je ne trouve qu'une rougeur diffuse, sans exsudat d'aucune sorte. La voix est obscure et surtout nasonnée. La toux a un timbre rauque très marqué. Il y a un peu de dyspnée. A l'auscultation je ne trouve qu'un peu de faiblesse du bruit respiratoire du côté gauche. Est-ce laryngite simple ou laryngite diphthéritique au début. Dans le doute, nous établissons les vaporisations du liquide antiseptique de M. le docteur Renou, de Saumur. Nous revoyons l'enfant à 7 heures du soir, depuis 2 heures de l'après-midi elle est soumise à l'action de ces vapeurs phéniquées. La toux a déjà changé de caractère : elle est plus grasse, plus humide. La dyspnée a augmenté. Nous donnons un vomitif. Une longue fausse membrane est expulsée. Il n'y a plus de doute. L'urine ne contient pas d'albumine.

24 janvier 1887, pendant la nuit la maladie a fait de rapides progrès. Nous trouvons ce matin la gorge tapissée de fausses membranes, le nez doit en être plein, il y a du jetage et le peu d'air qui passe par le nez exhale une odeur infecte. L'enfant a pâli, elle refuse les aliments, dyspnée de plus en

plus grande. La toux et la voix bien que très altérées ont une certaine sonorité. Expansion vésiculaire très faible, bruits de drapeau dans les grosses bronches. La respiration est soufflante au sommet gauche, mais *sans matité*. Fièvre modérée. Depuis le bout du nez jusqu'au fond des bronches il y a actuellement des exsudats diphthéritiques. Vers midi l'asphyxie commence à s'accentuer. Les forces s'affaiblissent, la toux est étouffée. La Trachéotomie s'impose comme ressource ultime. La famille éplorée la sollicite. Je la fais à midi par ma méthode ordinaire avec mon Trachéotome à lame cachée, avec l'assistance du docteur Le Moyne qui veut bien me confier l'opération. Aucun incident pendant l'opération, pas d'hémorrhagie. J'ai eu un peu d'hésitation à faire pénétrer le bout du mandrin dans l'ouverture de la trachée, parce que j'ai présenté ce mandrin *de champ*, il m'a suffi de l'incliner un peu et de presser sur le bord gauche de la trachée et le bout du mandrin s'est engagé facilement et la canule l'a suivi. L'enfant a respiré de suite. Dans un effort de toux une fausse membrane longue de 0^m06 centimètres a été lancée à distance. Elle respire avec un calme parfait et semble toute surprise de retrouver cette respiration qui lui manquait un moment auparavant, puisque l'opération n'a pas duré plus d'une demi minute. La déglutition se fait bien. Elle avale facilement quelques cuillerées de café légérement alcoolisé. Elle est réchauffée, ranimée et remise au lit. A 7 heures 1/2 du soir nous revoyons notre petite malade. Elle ne respirait pas mal, mais elle avait une fièvre intense. Nous venions à peine de la quitter qu'on vient me prier de me rendre en toute hâte près d'elle, et que probablement je ne la trouverai pas vivante. En effet la pauvre fillette était froide, sans pouls, l'œil éteint et convulsé, le visage blême. Je saisis quelques mouvements du diaphragme qui m'indiquent qu'elle n'est pas morte. Je la fustige avec des serviettes froides, je fais la respiration artificielle, je retire la canule (la plaie est déjà bien tubulée). La canule trachéale était parfaitement libre. On ne voyait dans la plaie de la trachée rien qui pût empêcher le passage de l'air. L'obstacle était probablement loin, il n'y avait pas à hésiter, il fallait l'enlever ou se résigner à assister à la mort de cette pauvre enfant. Je prends une plume de poulet pas trop dure, après m'être bien assuré que les barbes de la plume tiennent bien, je l'enfonce dans la trachée et je la tourne deux ou trois fois sur elle-même en la retirant. L'excitation causée par cette plume détermine un violent effort de toux qui chasse au dehors un gros paquet de fausses membranes mêlées à du sang coagulé. La fillette est encore sauvée pour la 2e fois. La physionomie exprime le calme et le bien-être le plus complet. Les parents la croient hors de danger, hélas ! nous ne pouvons partager leur douce illusion, car nous savons que nous avons affaire à une bronchite diphthéritique et que de nouveaux accès de suffocation peuvent se produire. Quoiqu'il en soit la nuit se passa assez bien. Vers 5 heures du matin une terrible crise de suffocation survint. D'autres accès se succédèrent dans la journée. Enfin elle succomba à 6 heures du soir, trente heures après avoir été Trachéotomisée !

ERRATA

Page 15,   3ᵉ ligne : au lieu de Jocolot, lisez *Jacolot*.
Page 41, 23ᵉ ligne : au lieu de Vicq d'Azur, lisez *Vicq d'Azyr*.
Page 66, 18ᵉ ligne : au lieu de Erie, lisez *Eric*.
Page 117,   9ᵉ ligne : au lieu de Diphtérie, lisez *Diphthérie*.
Page 160, 18ᵉ ligne : au lieu de Miorrée, lisez *Miorcie*.

TABLE

PREMIÈRE PARTIE

CHAPITRE Iᵉʳ.

CHAPITRE II.

CHAPITRE III.

CHAPITRE IV.

DEUXIÈME PARTIE

—

CHAPITRE Iᵉ.

CHAPITRE II.

CHAPITRE III.

CHAPITRE IV.

www.ingramcontent.com/pod-product-compliance
Ingram Content Group UK Ltd.
Pitfield, Milton Keynes, MK11 3LW, UK
UKHW021052230726
13926UKWH00004B/1807